Uwe Britten (Hg.)
Die Kunst der Interven

Therapie & Beratung

Uwe Britten (Hg.)

Die Kunst der Intervention

22 Therapeutinnen und Therapeuten im Gespräch

Psychosozial-Verlag

Bibliografische Information der Deutschen Nationalbibliothek
Die Deutsche Nationalbibliothek verzeichnet diese Publikation
in der Deutschen Nationalbibliografie; detaillierte bibliografische Daten
sind im Internet über http://dnb.d-nb.de abrufbar.

Originalausgabe

E-Mail: info@psychosozial-verlag.de
www.psychosozial-verlag.de

Umschlagabbildung: Kubkoo, iStock/Thinkstock by Getty Images
Thinkstock-Nr. 833521212
Umschlaggestaltung und Innenlayout nach Entwürfen von Hanspeter Ludwig, Wetzlar
ISBN 978-3-8379-3244-7 (Print)
ISBN 978-3-8379-7932-9 (E-Book-PDF)

Inhalt

Wahrnehmen, verstehen, intervenieren 9

Interventionen
Brigitte Schigl:
»Ein kreativer, fast künstlerischer Prozess« 13

Sprechen, kommunizieren, in Kontakt kommen

Biografisches Erzählen
Brigitte Boothe:
»Im persönlichen Erzählen
steckt immer ein Wunschdenken« 21

Ausdruck von Gefühlen
Andreas Knuf:
»Wer tief in einer Gefühlsregung steckt, der schweigt« 27

Eingeschränkte Kommunikation
Günther Schwarz:
»Gute Gespräche sind für Demenzkranke immer hilfreich« 33

Therapiefallen
Gitta Jacob:
»Gute Therapiebeziehung und Konfrontationen
schließen sich nicht aus« 39

Psychotische Erfahrungen
Friederike Schmidt-Hoffmann:
»Hilfeangebote schreiben
oft negativ erlebte Erfahrungen fort« 45

Migrationserfahrungen von Kindern und Jugendlichen
Matthias Klosinski:
»Wir müssen unsere Selbstreflexion mitdenken« 51

Therapeutisch(e) Räume öffnen

Soziale Kontexte
Silke B. Gahleitner:
»Wir sollten mehr über soziale Beziehungen sprechen« 59

Therapeutische Settings
Stefan Weinmann:
»Psychotherapeuten müssen raus
aus ihren Therapiezimmern« 65

Ortswechsel
Klaus Obert:
»Hausbesuche tragen zum Entstehen von Vertrauen bei« 71

Süchtige Menschen
Roland Voigtel:
»All das sind Momente von Beziehung« 77

Narzisstische Menschen
Claas-Hinrich Lammers:
»Neugierig auf narzisstische Patientinnen und Patienten« 83

Mentalisieren des Anderen
Ulrich Schultz-Venrath:
»Affektfokussierte Fragen stellen,
statt besserwisserische Antworten zu geben« 89

Leiblichkeit
Timo Storck:
»Der Köper ist eben nicht allein unser ›Werkzeug‹« 95

Dissoziationen
Wolfgang Wöller:
»Bei schweren dissoziativen Störungen
finden wir sogar ein gespaltenes Persönlichkeitssystem« 101

Borderline
Ewald Rahn:
»Vieles in der Borderlineerkrankung basiert auf Resignation« 107

Suizidalität
Tobias Teismann:
»Präventiv sein, ohne hellsehen zu können« 113

Schuld und Schuldgefühle
Mathias Hirsch:
»Der ursprüngliche Täter hat häufig zahlreiche Nachfolger« 119

Mörder
Hans-Ludwig Kröber:
»Mehr Gewalterfahrungen als die durchschnittlichen Inhaftierten« 125

Folter- und Isolationserfahrung
Hartmut Berger:
»Was immer noch bleibt, ist Containment« 131

Glauben an Gott
Georg Milzner:
»Ein Gefühl dafür, dass es noch etwas Anderes in der Welt gibt« 137

Zum Schluss

Methodenvielfalt
Bernhard Strauß:
»Das Mehrperspektivische wird sich durchsetzen« 145

Veröffentlichungshinweise 151

Wahrnehmen, verstehen, intervenieren

Therapeutinnen und Therapeuten können nicht nicht intervenieren. Die bloße leibliche Anwesenheit in ihrem Bezug auf den Klienten und den Hilfeauftrag ist therapeutisch unhintergehbar. Jede körperliche Bewegung, jedes Räuspern, jedes Schweigen stehen im Kontext des therapeutischen Kontakts. Der eigene Körper und seine Äußerungen sind kommunikativ nicht nur ein *Symbol* des vermittelten Inhalts, sondern immer auch ein *Symptom* des eigenen Psychischen und ein *Signal* für die Klienten und Klientinnen. Damit findet eine Intervention immer schon *vor* dem eigenen Wollen statt, vor einer gezielten Absicht oder einer Bewusstheit. Alles, was »stattfindet«, ist eine Intervention.

Diesem therapeutischen Imperativ zur Intervention lässt sich nicht entkommen. Die Kunst der Intervention besteht also darin, alles im eigenen Verhalten und Handeln so zu nutzen, dass es hilfreich und gezielt einen möglichst bewussten Impuls setzt, einen Impuls, der der Klientin weiterhilft. Gleichwohl können Interventionen ins Leere laufen oder verpuffen. Sie sind deshalb nicht falsch, sie kommen vielleicht nur zu einer ungünstigen Zeit, sind verfrüht oder erscheinen aus anderen Gründen als unangemessen oder zumindest einstweilen wirkungslos.

Es ist mithin kein Wunder, dass gerade Neulinge zuweilen die Angst befällt, plötzlich nicht mehr weiterzuwissen: Was tun, wenn mir nichts mehr einfällt? Ja, auch Therapeuten entkommen dem eigenen Setting nicht.

Von Fehlern und Missgeschicken

Heikle therapeutische Situationen erfordern immer zweierlei: Auf der einen Seite geht es um das Suchen einer »richtigen«, »guten« Intervention, die den Klientinnen und Klienten eine Veränderung ermöglicht, auf der anderen aber auch um das Vermeiden einer »falschen«. Der »Griff daneben« kann vieles sein: Der geäußerte Satz hat für den Klienten eine Implikation, die der Therapeutin nicht bewusst gewesen ist; ein Schweigen scheint darauf zu verweisen, dass der Therapeut jetzt ebenfalls emotional irritiert ist; ein spontanes Lachen kann kränken; ein Erröten der Therapeutin kann dem Klienten unangenehm sein, weil er befürchtet, etwas ausgedrückt zu haben, was unpassend und beschämend ist; vielleicht auch ist es ihm zutiefst unangenehm, den Therapeuten in einer solchen inneren Not zu erleben.

Inmitten solcher Fallstricke bleibt es dennoch die Aufgabe, souverän den psychotherapeutischen Prozess zu steuern und auch dann noch weiterzuwissen, wenn der Klient oder die Klientin in Resignation zu verfallen scheint. Aber was, wenn eine Äußerung doch mal »danebenging«? Auch das gehört zur therapeutischen Leistung: einen Fehler oder sei es auch nur einen Missgriff offen anzugehen, ihn möglichst unmittelbar zurechtzurücken oder aber in der folgenden Sitzung anzusprechen, ehrlich und transparent, und zwar trotz der eigenen Scham wegen dieses Missgeschicks oder Fehlers.

Erfahrene Therapeutinnen und Therapeuten wissen aber auch, dass ein Fehler sogar zur Stabilisierung der therapeutischen Beziehung beitragen kann, zeigt er doch, dass Menschen nun einmal Fehler machen und dass es vor allem darum geht, wie wir mit eigenen Fehlern und mit denen anderer umgehen. Ja, auch ein Therapeut kann etwas falsch machen, kann sich entschuldigen, kann sich selbst korrigieren müssen. Wieso auch nicht? Im zwischenmenschlichen Kontakt kann ein kommunikatives Missgeschick das Vertrauen und das gegenseitige Wohlwollen erhöhen. Das offene Betrachten von »Störmomenten« während einer Sitzung kann für die Klientin zu einem Schritt führen, sich auch selbst eigenen Fehlern und Defiziten zu stellen.

Unabhängig von offensichtlichen Fehlern oder Missgeschicken stellen sich aber auch Fragen wie: Dürfen Therapeuten ratlos sein? Warum entsteht jetzt und hier auch in der Therapeutin eine Hilflosigkeit? Was ist, wenn sich in der Intervention Ärger ausgedrückt hat? Oder Angst? Oder Beleidigtsein? Wie mag sich der Klient dabei fühlen? Aber schon das Konstatieren der eigenen Unsicherheit oder Emotion kann ein Schritt auf dem Weg hin zu mehr Sicherheit sein.

Letztlich können auch Wertekonflikte im therapeutischen Prozess eine Bedeutung bekommen. Eine Klientin drückt eine Grundhaltung zum

Leben und zum sozialen Miteinander aus, die vom Therapeuten eigentlich entschieden abgelehnt wird, die Empathie reicht nicht, um da noch mitgehen zu können. Das Verhalten eines Klienten widerspricht so sehr den tiefsten Überzeugungen der Therapeutin, dass diese zu einem Therapeutenwechsel raten muss. Vielleicht werden auch eigene traumatische Erfahrungen im Therapeuten getriggert, die das Weiterarbeiten mit einer Klientin als nicht mehr ratsam erscheinen lässt.

Halten

Natürlich gibt es sie, die Grenzen eines therapeutischen Prozesses. Vielleicht reicht alles, was das psychotherapeutische Vorgehen leisten kann, nicht aus, weil die Klientin vorläufig an ihre persönliche Grenze gekommen ist. Will der Therapeut womöglich zu viel? Mehr an »Veränderung« geht vielleicht schlicht (noch) nicht. Das psychotherapeutische Geschehen hängt von mehr Bedingungen ab als lediglich von einer fachlich-methodischen »Technik«.

So kann das bloße »Halten« der Klientin wichtig genug sein, um die Therapie fortzusetzen, also auch dann, wenn Veränderung kaum noch einzutreten scheint. Was ist dann eine stabilisierende Intervention? Ist die Therapeutin vielleicht die einzige Person im Leben des Klienten, die ihm noch zuhört, zugewandt, empathisch und konstruktiv? Ist die Therapiesitzung die einzige ruhige Stunde pro Woche, in der sich die Klientin mit sich selbst beschäftigen kann, zur »Besinnung« kommt, weil ihre momentan überfordernde Lebenssituation im Alltag mehr einfach nicht zulässt? Werden die vielen kleinen Schritte und Reflexionen im therapeutischen Gespräch, so unscheinbar sie wirken, plötzlich doch zu einer grundlegenden Veränderung führen, und zwar jenseits einer gezielten und bewusst gesteuerten therapeutischen Absicht und womöglich erst weit nach der Therapie?

Psychotherapeutische Wirkungen sind weitaus komplexer, als dass das alles in einer therapeutischen Absicht, Zielsetzung, geschweige denn Machbarkeit aufginge.

Die therapiepraktischen Interviews in diesem Band kreisen um herausfordernde therapeutische Situationen: mit schwierigen oder sozial auffälligen Klientinnen und Klienten, mit Menschen, deren objektive Lebenssituation tatsächlich nur schwer auszuhalten ist, mit Personen, deren biografischer und sozialisatorischer Kontext und die aus ihnen entstandene Persönlichkeitsstruktur bestimmte Entwicklungs- oder Problemlösungsschritte schlicht nicht möglich machen. Das sind immer auch Herausforderungen an die Beziehungsgestaltung. Wer in Kindheit und Jugend viel auszuhalten hatte, vielleicht starke Traumatisierungen erleben musste, der hat unter Umständen mit Strategien überlebt, die sich in späteren Jahren als höchst dysfunktional erweisen und den Aufbau von Beziehungen massiv beeinträchtigen. Das kann auch in der therapeutischen Beziehungsgestaltung zur Schwerstarbeit werden.

Wie lässt sich die (Selbst-)Sicherheit von Therapeutinnen und Therapeuten erhöhen, um daran zu glauben, selbst in schwierigsten therapeutischen Situationen noch zu einer hilfreichen Intervention zu gelangen, auf die eigenen Intuitionen zu vertrauen und sich auch dann noch fachlich kompetent zu fühlen, wenn es mal heikel werden sollte in der psychotherapeutischen Dynamik? Erste Antworten gibt Brigitte Schigl, die sich auch wissenschaftlich mit therapeutischen Prozessen und mit therapeutischen Fehlern (bis hin zu massiven therapeutischen Übergriffen) beschäftigt hat. Jenseits der Kombination einer guten Ausbildung und eines Quäntchens Begabung spielt die Haltung von Therapeuten und Therapeutinnen eine große Rolle – und auch die lässt sich erlernen und entwickeln.

Uwe Britten

Brigitte Schigl: »Ein kreativer, fast künstlerischer Prozess«

Gewusst, wie: Für die richtigen therapeutischen Interventionen gibt es keine »Rezepte«, wohl aber Bedingungen. Und die lassen sich herstellen.

Frau Prof. Schigl, gibt es einen siebten Sinn für therapeutische Interventionen?
Hm – »jain«. Wie für jede andere Tätigkeit auch gibt es für die Psychotherapie Begabungen, aber die allein reichen nicht aus. Es bedarf des Weiteren einer gründlichen Ausbildung wie auch Erfahrung. Die Ausbildung gibt uns den theoretischen Rahmen, in dem wir unsere Intuitionen und Erfahrung interpretieren. Alle psychotherapeutischen Ansätze erklären das psychische Geschehen und seine Dynamik ja aus ihrer jeweiligen Sicht und haben Theorien, welche Interventionen hilfreich sind.

Gibt es ein therapeutisches Verhalten, das die Passgenauigkeit von Interventionen erleichtert?
Das ist so einfach nicht zu beantworten. Carl Rogers hat drei Grundvariablen postuliert: Authentizität, Wertschätzung und Empathie. Das ist sicher eine Basis, um gut therapeutisch intervenieren zu können. Ich glaube, dass das aber noch nicht ausreicht, und würde es zum Beispiel noch um innere Flexibilität und Zugewandtheit ergänzen. Die nämlich brauchen wir, um mit den ganz unterschiedlichen Menschen ins Gespräch zu kommen. Ich erinnere mich an einen Patienten, der sich extrem schwertat, sich auszudrücken. Mit so jemandem müssen wir genauso arbeiten können wie mit einer eloquenten Universitätsprofessorin. Wir müssen über eine Grundfähigkeit verfügen, um auf Menschen zugehen zu können. Nur dann können wir psychotherapeutische Gespräche initiieren und entsprechende Atmosphären schaffen.

Grob gesprochen können wir sagen, dass sich die Passung einer Intervention aus der therapeutischen Beziehung und aus den Erfordernissen der aktuellen Situation ergeben sollte. Es gibt dafür keine Rezepte. Deshalb müssen wir auch aufpassen bei manualisierten Vorgehensweisen. Es gibt nicht für eine bestimmte Situation die immer passende Intervention. Unsere Arbeit ist vergleichbar mit einem kreativen, fast künstlerischen, zumindest kunsthandwerklichen Prozess. So finden wir dann auch unsere individuelle Arbeitsweise, unseren eigenen therapeutischen Stil. Gleichzeitig müssen wir flexibel bleiben und immer auch nachjustieren und korrigieren können. Das alles aber, wie gesagt, auf Basis eines fundierten theoretischen Wissens, das uns den Hintergrund liefert, vor dem wir unsere Interventionen setzen.

Bei aller Authentizität und Spontaneität: Wie lassen sich die Gegenübertragungseffekte kontrollieren?
Gegenübertragungen brauchen wir nicht zu »kontrollieren« im Sinne von »vermeiden«, weil sie sehr nützlich dafür sind, uns durch den therapeutischen Prozess zu navigieren. Es wäre fehlgegriffen, zu wünschen, dass wir keine Gegenübertragungen haben sollten, denn sie haben einen hohen diagnostischen Charakter. Wenn wir etwa in den Sitzungen mit einer bestimmten Klientin immer eine hohe eigene leibliche Angespanntheit spüren und in ein extremes Bemühen wechseln, dann wäre es natürlich gar nicht gut, diese Gegenübertragung zu unterdrücken. Stattdessen müssen wir sie uns anschauen. Vielleicht fühlen wir uns dieser Person nicht gewachsen, fühlen uns vielleicht insuffizient. Unter Umständen wird uns dabei bewusst, dass wir generell schnell zu diesen Gefühlen neigen. Oder wir nehmen damit den inneren Druck wahr, den die Klientin selbst hat. Beides wären ja wichtige Informationen für die weitere Arbeit.

Idealiter durchschauen wir diese Dynamiken während des therapeutischen Prozesses und können darauf reagieren. Wenn ich viel und gute Selbsterfahrung gemacht habe, weiß ich zumeist, ob die wahrgenommenen Gefühle mehr mit meiner oder mehr mit der Geschichte der Patientin zu tun haben.

Interventionen werden vorrangig vom konkreten Inhalt des Gesprächs abgeleitet, gibt es aber auch manchmal den Impuls zu denken: Ich brauche jetzt eine Verblüffung beim Klienten?
Manchmal ja, ein Beispiel dafür ist die paradoxe Intervention. Gerade die systemische Therapie verwendet sie häufiger, um einen Inhalt zu »reframen«, also in einen neuen Kontext zu stellen. Man kann der Patientin die

positiven Folgen der Panikerkrankung vor Augen führen: Dann kommt sie vielleicht zu der Erkenntnis, dass die Panikattacken dafür sorgen, dass der Ehemann ständig bei ihr sein muss. Er kann sich nicht mit anderen verabreden, weil sie sonst ja eine Panikattacke bekäme. Solche Einblicke können für die Patientin durchaus verblüffend sein und zu wichtigen Erkenntnissen führen.

Welche sind die häufigsten therapeutischen Missgriffe?
Die häufigsten sind sicher die, die wir »Alltagsfehler« nennen. Da passiert uns einfach ein Missgeschick. Beispielsweise lacht die Klientin über sich selbst, aber indem wir mitlachen, fühlt sie sich ausgelacht. Oder wir machen einen Fehler in der Organisation des Therapietages. Wir können uns solche Fehler immer tiefenpsychologisch ansehen und vielleicht geben sie hin und wieder auch mal einen wichtigen Hinweis auf uns selbst, aber solche Fehler passieren Menschen nun mal, auch Psychotherapeuten.

Übrigens ist es gar nicht so schlimm, wenn wir mal Fehler machen und das auch zugeben, denn es kommt darauf an, wie wir damit umgehen und ob wir den Fehler vielleicht sogar für das Therapiegeschehen nutzen können.

Problematischer sind jene Fehler, die wir systematisch machen, also entweder aus mangelnder Kompetenz oder weil sie aus der Persönlichkeit der Therapeutin herrühren. Wer selbst schnell kränkbar ist und glaubt, sich schützen zu müssen, geht vielleicht mit Patientinnen und Patienten mal etwas härter um, als es therapeutisch sinnvoll ist. Oder ein anderer Therapeut will vielleicht als besonders nett erscheinen, ist bedürftig nach Anerkennung und lässt sich deshalb schnell »einwickeln«. Das sind auf jeden Fall die gefährlicheren Fehler. Und dazu gehört auch, wenn wir einen Patienten annehmen, obwohl wir uns mit dem Krankheitsbild nicht genügend auskennen.

Was sind typische Anfängerfehler?
Zum einen, zu angespannt zu sein und dem Gespräch, der Erzählung des Patienten nicht seinen Lauf lassen zu können, zum anderen zu schnell zu viel zu wollen. In Supervisionen höre ich immer wieder, dass jemand sagt, schon ganz viel Interventionen ausprobiert zu haben, aber es sei immer noch nichts passiert. »Was soll ich denn jetzt noch tun?«, lautet dann die Frage an die Supervisorin. Das ist dann zu viel Aktionismus.

Und die erfahrenen Therapeuten, welche Fehler machen die?
Die machen natürlich auch Fehler, aber andere. Die glauben zu oft, sie wüssten schon alles. Erfahrung ist natürlich gut und wichtig, aber es gibt in der Psychotherapieforschung die Erkenntnis, dass die jüngeren Therapeutinnen und Therapeuten die mangelnde Erfahrung durch Engagement ausgleichen. Die anfängliche Unsicherheit wird im Laufe der Berufsjahre zu mehr Sicherheit, eine zu große Sicherheit kann allerdings dazu führen, etwas zu übersehen und zu glauben, wir wüssten schon, wie es geht. Darauf müssen wir Erfahreneren achten.

Wie korrigiert man am besten therapeutische Missgriffe?
Erst einmal müssen wir sie erkennen und uns eingestehen. Wir müssen uns anschauen, woraus der Missgriff entstanden ist. Bei Alltagsfehlern können wir vielleicht noch innerhalb derselben Sitzung reagieren. Wir merken, dass sich die Patientin zurückzieht, und fragen nach, ob etwas Irritierendes stattgefunden hat und ob unser Eindruck richtig ist, dass sie sich so verhält. Oder aber uns wird der Fehler erst später bewusst, dann müssen wir es in der direkt nächsten Sitzung von uns aus ansprechen.

Ist die Vertrauensbeziehung gut, dann helfen uns manchmal auch die Patienten, indem sie das Vorgefallene von sich aus ansprechen. Dazu müssen wir ihnen aber auch immer wieder sagen, dass sie es ausdrücken sollen, wenn für sie etwas nicht stimmt. Allein schon mit Fragen danach, wie es der Patientin mit der Therapeutin geht, wie sie die Zusammenarbeit empfindet, wie sie die Passung erlebt, verbessert schon die therapeutische Beziehung. Ich verdeutliche schon im Erstgespräch, dass es ganz wichtig ist, dass die Patientin mir sagt, wenn sie sich missverstanden oder allein gelassen fühlt. Ich erkläre auch, dass wir auf diesem Weg wichtige Erkenntnisse generieren können, die den Prozess weiter voranbringen. Und dass ich nicht gekränkt bin, wenn sie so etwas feststellt, sondern mit ihr freundlich besprechen werde, was ihre Sicht ist, weil die so immens wichtig ist.

Bei Interventionen denken wir meistens zuerst an verbale Interventionen, aber das Nonverbale ist ja alles andere als unwichtig.
Natürlich laufen ganz viele nonverbale Interventionen ab. Das fängt bei meinem Zugewandtsein und der Mimik an und geht bis hin dazu, dass ich mich neben eine Klientin setze, die ganz heftig weint, und sie frage, ob ich mal den Arm um sie legen dürfe. Das ist dann schon eine heftige leibliche Intervention – wichtig ist daher die Einholung der Erlaubnis dazu. Natür-

lich kann man dabei falschliegen und muss dann korrigieren. Auch das zuvor schon angesprochene Mitlachen ist ja eine nonverbale Intervention. Wichtig ist, immer offen für den Prozess zu bleiben und flexibel reagieren zu können.

Es geht also nicht immer nur um verbale Deutungen, sondern auch um das körperlich-sprachliche Feintuning.

Allein schon Dinge wie, eine Therapiestunde etwas eher oder auch etwas später zu beenden, können als nonverbale Intervention verstanden werden, und sie können für die Patientin oder den Patienten bedeutungsvoll sein.

Wenn Sie mal an eine Therapiesituation denken, in der das Gespräch schwierig und vertrackt ist, Sie selbst ratlos sind und es Ihnen am liebsten wäre, jetzt einfach nur schweigen zu können – was tun Sie dann?

Nun ja, wahrscheinlich schweigen ... Aber: Es kommt natürlich darauf an, wie ich die Patientin einschätze. Ist es meine Annahme, dass mein Schweigen von ihr als eine Art Bestrafung erlebt wird, dann würde ich etwas sagen. Wir müssen also ganz schnell reflektieren, was ein Schweigen auslösen könnte. Mal zu schweigen, wenn man ratlos ist, ist aber sicher eine der weisesten Handlungen, die wir setzen können. Ein Schweigen kann den therapeutischen Raum öffnen, damit etwas Neues entsteht. Ein Schweigen kann auch Verständnis kommunizieren, es gibt eben wirklich so furchtbare Erlebnisse, dass ein (zu frühes) Wort dazu eher kontraproduktiv ist. Die Tönung des Schweigens ergibt sich wieder aus der Situation und der therapeutischen Beziehung.

Schlimmer als Schweigen ist es, wenn man planlos weiterhaspelt und plötzlich gar nicht mehr weiß, wie man jetzt darauf gekommen ist und wohin man eigentlich will. Zu schweigen kann also durchaus weise sein.

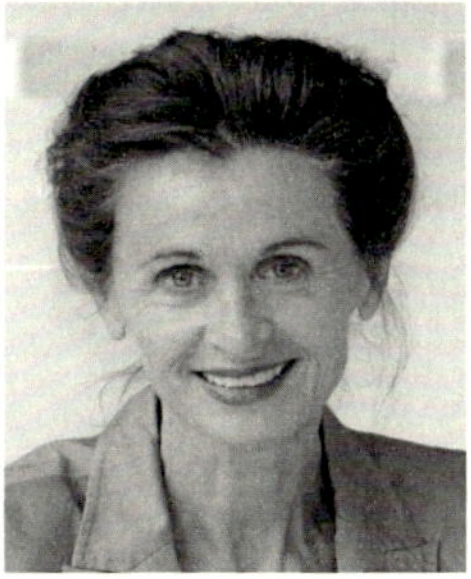

Brigitte Schigl, Prof.in Dr.in, ist Psychotherapeutin, Supervisorin und lehrt in der Ausbildung von Psychotherapeutinnen und Psychologinnen an der Karl Landsteiner Universität und an der Donau Universität in Krems. Von ihr (und anderen) erschien unter anderem *Wirkung, Risiken und Nebenwirkungen von Psychotherapie.*

Sprechen, kommunizieren, in Kontakt kommen

Biografisches Erzählen

Brigitte Boothe: »Im persönlichen Erzählen steckt immer ein Wunschdenken«

In Psychotherapien geht es häufig um biografisches Erzählen. Erzählen ist gut für das Selbstgefühl. Trotzdem fällt es nicht allen Klientinnen und Klienten leicht.

Frau Prof. Boothe, warum müssen wir Menschen eigentlich unentwegt plappern?
»Müssen« wir es? Vielleicht. In jedem Fall haben wir einen starken Drang, uns mitzuteilen. Das Erzählen hat viele Funktionen, eine der bekanntesten ist sicherlich die Bewältigung. Allerdings lässt sich Bewältigung nur bedingt mit »Plappern« erreichen, denn das Erlebte müssen wir sprechend oder genauer gesagt erzählend in eine Form bringen. Was beim Kind das Nachspielen erlebter Situationen ist, ist beim Erwachsenen die narrative Rede.

Erzählen ist überdies lust- und reizvoll, wie das besonders beim Klatsch zu beobachten ist. Es bereitet uns ein großes Vergnügen, uns über Dritte lustig zu machen oder sie schlechtzureden.

Wenn wir sprachlich etwas bewältigen, dann ist das die heilsame Seite des Erzählens, man kann erzählend aber auch Wunden aufreißen.
Ja. Denken wir nur an die Reue. Im narrativen Erinnern vollziehen wir hier etwas immer wieder neu, was für uns schmerzlich, mit Scham, Selbstverurteilung und Selbstvorwürfen verbunden ist. Wir hadern mit einem ehemaligen Verhalten von uns, immer und immer wieder kommen die Vorstellungen und Bilder von damals vors innere Auge.

Unsere innere Antwort darauf ist: Wenn ich das doch bloß ungeschehen machen könnte! Gerade der Schmerz und die Qual des reuevollen Erinnerns zeigen, wie gern wir vor uns selbst gut dastehen wollen. Wir tun uns schwer damit, das Unerträgliche ins Selbstbild einzubauen. Vor unseren verinnerlichten moralischen Instanzen konnten wir nicht bestehen, damit ringen wir in der Reue. Gerade das kann aber auch wieder heilsam sein.

Das freie Assoziieren hat allerdings noch kein strukturgebendes Element.
Das freie Assoziieren hilft schon mal, die Schwelle zu den Abwehrinstanzen zu vermindern. Das Assoziieren schafft eine Freiheit dazu, sich unbewussten Themen zuzuwenden, und zwar ohne Normen und Tabus. Das Tieferliegende bekommt seinen Ausdruck. Und dann erhält dieses Unbewusste plötzlich eine Form, eine Gestalt, und zwar im für das Unbewusste offenen Dialog mit der Therapeutin oder dem Therapeuten. Wer sich in der therapeutischen Beziehung gehalten fühlt und Resonanz erfährt, wagt zunehmend, sich emotional zu öffnen sowie Einfällen, Eindrücken, Vorstellungen und Erinnerungen nachzugehen, die möglicherweise zunächst aus Angst oder Scham, Unbehagen oder großem Schmerz abgewehrt werden.

Wenn wir von uns erzählen, dann bekommt das eine kulturgeprägte Form, wir konstruieren die Erzählung.
Ja, das wird am deutlichsten, wenn jemand in einem starken Veränderungsprozess steckt. Wenn jemand im Erzählen von sich und den biografischen Erlebnissen berichtet, dann kommt es manchmal vor, dass sich diese Person selbst unterbricht und plötzlich sagt: »Moment mal, stimmt das eigentlich wirklich, wie ich es gerade sagen wollte?« Es tritt dann eine neue Selbstvergewisserung ein.

Der andere Fall ist, dass jemand nicht weitererzählen will, weil die Scham oder auch das Ausmaß der traumatischen Erlebnisse als immer noch zu verstörend erlebt wird. Dann bleiben in der Erzählung offene Stellen, und die ganze Erzählfigur wird nicht kohärent. Die bisherige Erzählung von sich selbst wird dann neu konfiguriert und – manchmal durch die therapeutische Begleitung – konstruktiv reformuliert.

Die persönliche Erzählung wird dann zwar retrospektiv gewonnen und neu strukturiert, aber sie muss sich natürlich auch prospektiv bewähren können.
Im persönlichen Erzählen steckt immer ein Wunsch, ein Wunschdenken. Im Erzählen von sich selbst sind wir so gut wie immer Sympathieträger. Selbst wenn ich mich darin unvorteilhaft oder sogar als schlecht darstelle, dann bin ich schon wieder sympathisch, weil ich so offen mit meinen Schwächen umgehe. Immer jedenfalls ist es »meine« Welt, die ich darstelle. Pointiert ausgedrückt: Unsere persönlichen Erzählungen haben

immer auch etwas von einer Märchenwelt. Wir »plappern« also auch deshalb unentwegt, weil wir damit ständig an unserer Wunschwelt bauen.

Damit sind wir bei der Sinngebung im persönlichen Erzählen: Findet der Klient einen Sinn oder er-findet er ihn?
Ich würde sagen, er findet Sinn, aber er er-findet die Erzählgestalt. Aus unseren biografischen Konstellationen heraus finden wir in uns einen Wunsch, der existiert, den er-finden wir nicht. Aber dann setzt auch schon unsere Kreativität ein und macht aus diesem Wunsch eine unverwechselbare Geschichte. Dieses kreative Schaffen wiederum gibt uns Befriedigung. Und indem wir in der Erzählung unsere Wünsche erfüllen, erleben wir uns als wirkungsvoll.

Der Weg vom Erzählen zum Handeln in der Welt ist aber nicht umstandslos. Von der fantasierten Erzählung muss ich nun auf den nüchternen Weg mit meinen Chancen und Möglichkeiten blicken und in die Realität aufbrechen.

Die Frage nach der biografischen Wahrheit bleibt dabei oft ein Problem. Manchmal werden sogar vermeintlich harte Fakten ignoriert oder umgedeutet. Ist das therapeutisch völlig gleichgültig?
Für das therapeutische Arbeiten und die klinische Diagnostik gibt es wichtige Grenzen. Beim pathologischen Lügen geht es um Anerkennung; die erfundene »Wirklichkeit« soll das Publikum beeindrucken. Personen, die wir als psychotisch oder wahnhaft einschätzen, erleben das im Wahn Erzählte als real. Dafür keinen Glauben zu finden, erfahren sie meist als massive Ablehnung.

Ein ganz anderer Fall sind die Empörungsnarrative. Der Erzählende vermittelt eine souveräne Position der Stärke und der moralischen Überlegenheit über Personen, deren Tun und Handeln verworfen wird. Auch in Erzählungen von Klientinnen und Klienten, die sich über andere Personen in ihrem Umfeld empören, um sie abzuwerten und sich über sie zu erheben, lässt sich diese Rhetorik der Empörung finden. Gewöhnlich erwartet die Person dann auch eine empörte Zustimmung.

Es ist therapeutisch hilfreich, wenn der Therapeut solche Erzählungen zwar wohlwollend annimmt, aber offene Zustimmung nicht gibt. Dann können beide vielleicht emotionalen Regungen näherkommen, die möglicherweise in der Empörung verborgen sind: Oft handelt es sich um Scham, Kränkung oder andere Beeinträchtigungen des Selbstgefühls.

Ein Therapeut sollte also die Erzählung erst einmal stehen lassen, aber dann in einen anderen Modus wechseln, etwa in den reflexiven Modus. Das sollte allerdings auf eine Weise geschehen, die der erzählenden Person erlaubt, ins Nachdenken zu kommen, ohne sich kritisiert zu fühlen. Erst ganz allmählich können wir auf sensiblere Fragen kommen, also vielleicht darauf, dass sich jemand von anderen zu wenig beachtet fühlt. Die Erzählung selbst wird sich dabei noch nicht verändern. Vielleicht sagen wir so etwas wie: »Ich könnte mir vorstellen, dass es für Sie kränkend war, als Sie dort gar nicht begrüßt wurden.«

Müssen Sie oft Klientinnen und Klienten am Ende einer Therapie verabschieden und haben das Gefühl, die persönliche Erzählung ist noch nicht wirklich konstruktiv und ressourcenorientiert?
Ja, das kommt vor, zum Beispiel dann, wenn die Erzählung immer noch eine stark stabilisierende Funktion hat. Besonders auffällig ist das bei Opfernarrativen. Solche Erzählungen sind oft schwer veränderbar. Bestimmte Formen der Dekonstruktion gelingen dann noch nicht.

Und was machen Sie mit jenen, die kein großes Bedürfnis verspüren, von sich zu erzählen?
Solche Erfahrungen habe ich besonders bei depressiven oder auch zwanghaften Personen gemacht. Die Zwanghaften erzählen ungern, weil sie uns Therapeutinnen und Therapeuten vermitteln, dass sie allem, was »bloß erzählt« ist, nicht trauen, weil eine Erzählung zu subjektiv ist und zu wenig sachgerecht informiert. Sie äußern dann vielleicht: »Ich habe keine Lust, hier über Fantasien zu sprechen.« Sie sind dem Erzählen gegenüber skeptisch eingestellt. Dieser Erzählskepsis müssen wir uns dann stellen. Vielleicht lässt sich die Erzählbereitschaft aber wecken. Wenn wir eine Erzählskeptikerin nach einer beispielhaften Situation fragen, in der sich ein bestimmtes Problem zeigt, das ihnen zu schaffen macht, dann kommt mit etwas Glück auch sie ins Erzählen.

Depressive Personen hingegen haben Schwierigkeiten, sich selbst zur Geltung zu bringen. Und weil Erzählen bereits eine Form der Selbstdarstellung ist, in der man sich selbst zeigen und zur Geltung bringen muss, ist das für Depressive oft ein riesiges Problem. »Ich bin ein Nichts und alles, was ich erzählen könnte, hat keinen Wert.« Bei diesen Personen müssen wir ganz genau hinhören, wo doch mal, in aller Unscheinbarkeit, zumindest im Ansatz ein biografisches Erzählen entsteht, und es ist sinnvoll, diesen narrativen Keim dann behutsam aufzugreifen.

Vielleicht überhört eine Therapeutin eine kleine Episode, die Aufmerksamkeit verdienen würde. Wird diese Episode jedoch nicht überhört, lässt sie sich von der Therapeutin paraphrasieren und ergänzen, etwa dass sie jetzt ansatzweise selbst hat spüren können, wie es der Person vermutlich ergangen ist. Eins lässt sich damit erreichen, nämlich dass sich die Patienten zumindest gehört fühlen und einen Eindruck davon bekommen, dass jemand dieses Erleben für wichtig gehalten hat. Jedem Menschen ist es ein Anliegen, gehört zu werden. Resonanz zu erhalten, dieser Wunsch existiert auch bei Menschen, die sich zu verstecken versuchen.

Man kann Therapeuten und Therapeutinnen durchaus empfehlen, ihre Patientinnen und Patienten ins Erzählen hineinzulocken, denn dann profitieren sie von einer narrativen Genussprämie. Sie kommen in Kontakt mit ihren Wünschen, durchaus auch dann, wenn ihre Erzählungen Konflikte darstellen und nicht zum Happy End gelangen. Das Wünschen bleibt als verborgener Kern des Narrativs wirksam.

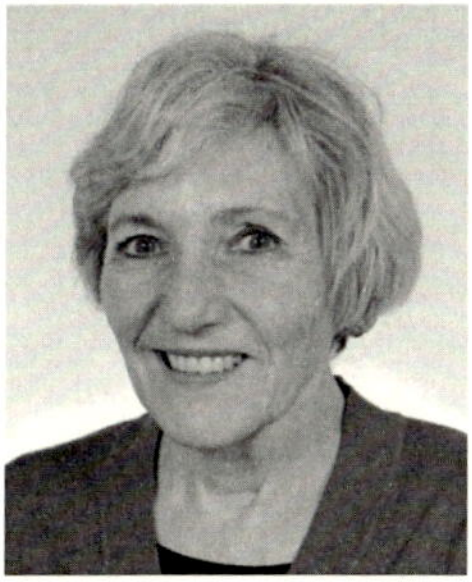

Brigitte Boothe, Prof. Dr. phil., ist Psychoanalytikerin und war Inhaberin des Lehrstuhls für Klinische Psychologie, Psychotherapie und Psychoanalyse an der Universität Zürich. Sie veröffentlichte das Buch *Das Narrativ. Biografisches Erzählen im therapeutischen Prozess.*

Andreas Knuf: »Wer tief in einer Gefühlsregung steckt, der schweigt«

Über manche Gefühle zu sprechen fällt nicht leicht, auch Therapeuten nicht. Wie gelingt es dennoch und welche Emotionen lenken eher vom Eigentlichen ab?

Herr Knuf, für viele Klienten und Klientinnen in Psychotherapien ist das Reden über Gefühle nicht einfach. Fällt es Therapeuten leichter?
Psychotherapeuten wissen in der Regel wenigstens schon mal, was hilfreich wäre. Im therapeutischen Alltag sitzen wir aber durchaus im selben Boot und sprechen auch eher ungern über belastende Gefühle. Auch wir müssen uns oft erst einen Ruck geben, das gilt auch für die therapeutischen Begegnungen.

Wenn nun jemand vor Ihnen sitzt, der so gar keinen Zugang zu seinen Gefühlen hat, wie lässt sich eine hilfreiche Atmosphäre aufbauen?
Es gibt natürlich ganz unterschiedliche Gründe, warum jemand nicht über seine Gefühle sprechen will. Also müssen wir uns erst einmal bemühen, den Grund zu verstehen, warum diese Person keine Gefühle zeigen kann oder will. Oft spielt Scham eine große Rolle, und zwar besonders zu Beginn einer Therapie. Beide Seiten sind sich noch nicht sehr vertraut. Um das Eis zu brechen, kann ein Therapeut von sich sprechen. Dann spürt der Klient ihn besser und kann Vertrauen aufbauen. Oder man kann von den Beobachtungen aus anderen Therapien sprechen, sodass jemand vielleicht schon mal antworten kann: »Ja, so geht es mir auch oft.« Wir müssen da Brücken bauen können.

Viele Menschen spüren ihre Gefühle aber kaum. Das hat verschiedene Gründe, die meisten liegen sicher in der jeweiligen Biografie und im kulturellen Kontext begründet. Da geht es um Überzeugungen über Gefühle, etwa, dass man bestimmte Gefühle nicht haben sollte oder nicht zeigen darf.

Dann entsteht Angst vor den eigenen Gefühlen. Die muss ernst genommen werden. Daher geht es oft zunächst um eine langsame Annäherung an die verschiedenen Gefühle, manchmal spielt zu Beginn Psychoedukation eine wichtige Rolle: Woher kommen die Ängste genau? Was befürchte ich? Wie haben sich meine Rollenvorbilder verhalten? Bei manchen Menschen geht es auch darum, Gefühle überhaupt als solche zu erkennen und zu benennen. Welches Gefühl habe ich eigentlich gerade?

Es gibt aber auch den Grund, dass es eine regelrechte körperliche Blockade gibt. Der Körper ist so angespannt, dass diese Person tatsächlich keine Gefühle spürt. Da können Atemübungen helfen, zum Beispiel indem wir jemanden auffordern, gelöst durch den Mund zu atmen. Die Mundatmung ist weniger kontrolliert als die Nasenatmung. Die Brücke muss hier also zu einer körperlichen Entspannung führen.

Nun gibt es aber auch jene, die den ganzen Tag lang über nichts lieber als über ihre Gefühle zu sprechen scheinen?

Auch da muss man genau hinschauen, denn diese Personen spüren ihre Gefühle oft gar nicht wirklich. Das Reden darüber kann die Funktion haben, das wirkliche Spüren der Gefühle zu vermeiden. Wir als Therapeuten müssen dann aufmerksam sein, dass wir nicht mit in diese Falle tappen, denn beide Seiten tun dann gerne so, als würden sie sich mit bedeutsamen emotionalen Themen beschäftigen, in Wirklichkeit ist es aber eine subtile Art, nicht an die Gefühle zu rühren. Das Sprechen kann uns von unseren Gefühlen entfernen. Wer tief in einer Gefühlsregung steckt, der schweigt. Dann herrscht in der Therapiestunde erst einmal Stille. Der müssen wir dann Raum geben und sie aushalten.

Viele Menschen verwechseln die *Empfindung* eines Gefühls und ein *Nachdenken* über Gefühle miteinander. Das passiert gar nicht so selten, sogar in Psychotherapien. Dann wird zwar über Gefühle gesprochen, etwa woher ein Gefühl wohl kommt, aber dem Gefühl wird nicht wirklich ermöglicht, sich als Gefühl zu zeigen. Dabei ist gerade die Bereitschaft, sich für das Gefühl zu öffnen, die wohl wichtigste Fähigkeit im Umgang mit Gefühlen.

Manchmal sprechen wir auch lieber von einem Gefühl, um ein anderes, viel schwerer wiegendes zu verbergen.

Ja, wenn wir zum Beispiel wissen, dass wir für einen bestimmten Gefühlsausdruck vom anderen etwas erhalten, was wir uns von ihm wünschen. Wir bekommen vielleicht Aufmerksamkeit, Zuspruch, Nähe, Verständnis, Schutz oder Schonung. Wer das als wirkungsvoll gelernt hat, setzt das auch weiterhin ein. Im Grunde ist das dann klassisch konditioniert. Das heißt, diese Person nimmt Zuflucht zu einem Gefühlsausdruck, um etwas zu erreichen.

Das ist in vielen Situationen durchaus auch sinnvoll. Wer in einer schweren Trauerphase steckt und die Trauer anderen gegenüber ausdrücken kann, dem gelingt der Trauerprozess vielleicht besser. Wer aber ein Gefühl »produzieren« muss, um etwas Bestimmtes zu erreichen, der wirkt schnell unauthentisch. Da wird ein Gefühl »präsentiert«. Die »reifere« Strategie wäre, das Bedürfnis, das derjenige hat, dem anderen gegenüber offen ansprechen. Das wäre auf Dauer der sinnvollere Weg.

Ich dachte eher daran, dass ein Gefühl nicht an die Oberfläche kommen soll.
Ja, das gibt es auch. Dann verdecken wir ein Gefühl, indem wir über ein anderes reden. Das wird als »Deckemotion« bezeichnet oder auch als primäre versus sekundäre Emotion. Hier geht es nicht so sehr um das Sprechen, sondern wirklich um das Fühlen, denn wir spüren vielleicht tatsächlich ja Ärger über etwas, aber der Ärger schützt uns vor einem anderen Gefühl, das zum Beispiel unsere Verletztheit zeigen würde. Auch in Paarkonflikten mit viel Ärgerausdruck kann so etwas dahinterstehen. Von Schamgefühlen können wir so ebenfalls wunderbar ablenken. Dazu kommt, dass wir uns beim Ausdruck von Ärger oder Wut so kraftvoll und energiegeladen fühlen und eben überhaupt nicht schwach. Das ist uns natürlich lieber.

Die Falle in der therapeutischen Arbeit besteht darin, sich ebenfalls wieder viel zu sehr mit der sekundären Emotion zu beschäftigen. Dann kann aber die Beschäftigung mit dem Ärger nicht dahin führen, worum es eigentlich geht. Oft ist es jedoch nicht so ganz leicht, herauszufinden, was dabei eigentlich verdeckt wird. Das ist, glaube ich, einer der wichtigsten Punkte in der emotionsorientierten Arbeit, nämlich sich zu fragen, um welches Gefühl es wirklich geht. Es geht nicht darum, irgendein Gefühl zu fühlen, sondern das wahre, das gerade wirklich präsente Gefühl.

Wie stark sollte ein Therapeut emotional mitschwingen?
Bei stärkeren Emotionen sollte der Therapeut immer mitschwingen, sollte also in eine emotionale Resonanz gehen und sich von den Schilderungen auch berühren lassen, wobei Mitschwingen ja nicht bedeutet, diese Emotion bewusst auch für sich selbst aufzusuchen oder sie beim Klienten zu verstärken. Unsere Klientinnen und Klienten spüren sehr genau, ob wir in eine solche Resonanz gehen oder nicht, denn für sie ist es wichtig, das an uns zu

spüren. Durch diese Resonanz können Gefühle sogar in gewisser Weise »verdünnt« werden, wir helfen dem Klienten also beim Tragen des eigenen Gefühls. Das ist besonders wichtig, wenn der Klient dazu möglicherweise allein nicht in der Lage ist oder zu ungünstigen Regulationsstrategien neigt.

Über welche Gefühle sprechen denn Therapeuten besonders ungern und weichen selbst aus?

Das bei Therapeuten unbeliebteste Gefühl ist das der Ohnmacht. Das weiß ich auch aus meinen Fortbildungen und Trainings. Wir Therapeuten und Therapeutinnen sind doch sehr darauf konditioniert, dass wir auf psychisches Geschehen Einfluss nehmen können. Möglicherweise bringen wir das sogar aus unserer Primärpersönlichkeit mit. Häufig haben wir aber keinen starken Einfluss, weil zum Beispiel das Empfinden beim Klienten viel zu stark ist und deshalb die Regulationsmöglichkeiten sehr begrenzt sind. Prompt empfinden Klient und Therapeut dasselbe, nämlich Ohnmacht.

Die Gefahr ist groß, dass der Therapeut das Ohnmachtsgefühl nicht aushält und es wegzudrücken versucht. In so einer Situation reagieren wir beispielsweise gerne schon mal mit einem Tipp: »Haben Sie denn schon mal das und das ausprobiert?« Oder wir appellieren: »Sie müssen sich jetzt endlich entschieden, dies und das zu verändern.« Das ist geradezu absurd, denn wenn der Klient das könnte, säße er ja nicht bei uns. Die Hauptfunktion liegt dann darin, das eigene Gefühl zu regulieren. Und das heißt letztlich: Der Klient wird benutzt, um die Gefühlslage des Therapeuten zu regulieren. Die Folge daraus ist, dass es zwar dem Therapeuten besser geht, aber dem Klienten immer noch nicht.

Aber es gibt natürlich noch viele andere Gefühle, die wir Fachpersonen als aversiv erleben. Ekel beispielsweise, aber natürlich auch Angst. Und dann gibt es auch noch die im professionellen Kontext besonders tabuisierten Emotionen, etwa Neid, Schadenfreude oder Missgunst. Die sind teilweise noch nicht einmal in Supervisionen ansprechbar, weil hochgradig tabuisiert.

Ein unangenehmes Gefühl kann auch dann hochkommen, wenn der Klient ein Thema anspricht, das auch für den Therapeuten mit einer starken Emotionalität verbunden ist.

Spricht der Klient ein Thema an, das auch in meiner eigenen Biografie eine stärkere Bedeutung hat, und kommt das gerade in mir hoch, dann muss ich sehr genau hinschauen. Manchmal kann es sinnvoll sein, das Gefühl anzusprechen, weil wir uns zutrauen, es so zu formulieren, dass der Klient davon profitieren kann. Vielleicht ist es für den Klienten gut, zu erfahren, dass er mit dem Gefühl gar nicht allein ist. Das kann ihn ungemein entlasten.

Das, was wir »professionelle Distanz« nennen, kann in bestimmten Situationen, wenn man stark emotionsorientiert arbeitet, kontraindiziert sein. Im Gegenteil sogar: Für den Klienten kann es sehr hilfreich sein, zu spüren, dass es dem Therapeuten manchmal sehr ähnlich geht. Würden wir also die Gefühle nicht ansprechen, würde der Klient schon wieder lernen, dass es besser ist, nicht über sie zu sprechen.

Wie lösen Sie solche Situationen, wenn Sie merken, sie werden gerade von den eigenen Gefühlen überschwemmt?
Die erste Überlegung ist dann, für sich selbst zu klären, ob der Klient oder der Therapieprozess davon profitieren kann, das Gefühlte in irgendeiner Weise anzusprechen. Kommt man zu der Einschätzung, dass es für etwas im Therapieprozess gut ist, dann sollte man es zum Thema machen, also auch mit dem Klienten darüber reden. Komme ich zu dem Eindruck, das Thema würde den Klienten in der jetzigen Situation eher schaden oder überfordern, dann muss ich selbst damit umgehen können.

Übrigens gibt es natürlich auch Gefühle, die mit dem Klienten gar nichts zu tun haben. Wir hatten vielleicht eine längere Pause vor der Sitzung, haben uns in dieser Pause heftig mit jemandem gestritten und sitzen nun hoch emotionalisiert in der Therapiestunde. Ich selbst habe mal während der Pause zwischen zwei Sitzungen von dem Tod eines mir nahen Menschen erfahren. Da war ich in der Sitzung innerlich nur mit mir selbst beschäftigt. Es gibt solche Situationen, da sollten wir besser die Folgetermine absagen, vielleicht auch noch die am nächsten Tag.

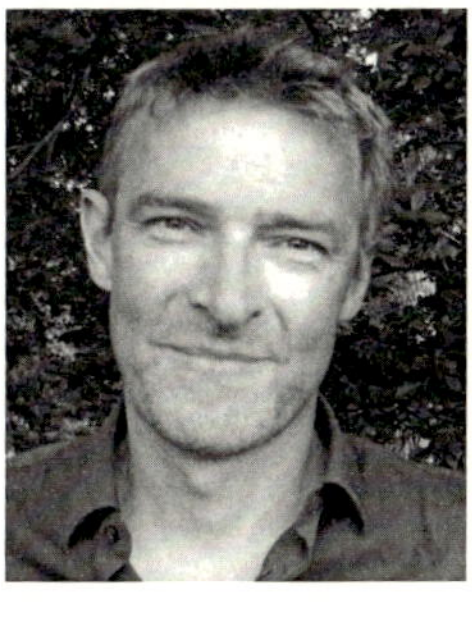

Andreas Knuf ist Verhaltenstherapeut und Körperpsychotherapeut, Supervisor und als Dozent tätig, auch in einem eigenen Fortbildungsinstitut in Konstanz (www.seeminar.de). Er hat zum Umgang mit Gefühlen den Ratgeberband *Ruhe, ihr Quälgeister. Wie wir den Kampf gegen unsere Gefühle beenden können* und das Fachbuch *Umgang mit Gefühlen in der psychiatrischen Arbeit* veröffentlicht.

Günther Schwarz: »Gute Gespräche sind für Demenzkranke immer hilfreich«

Psychotherapien mit demenziell erkrankten Personen müssen eigenen kommunikativen Anforderungen gerecht werden. Und das gilt besonders bei fortgeschrittener Erkrankung.

Herr Schwarz, wenn eine Therapeutin oder ein Therapeut während einer Therapie den Eindruck bekommt, es könnte beim Klienten eine demenzielle Störung vorliegen, wie sieht dann ein sinnvolles Vorgehen aus?
Für die Diagnostik wäre auf jeden Fall das Hinzuziehen eines Facharztes für Neurologie oder ein Gerontopsychiater ein richtiger Weg. In manchen Orten gibt es auch Gedächtnisambulanzen, die so eine Hypothese überprüfen können. Sie sind oft an psychiatrische Kliniken angeschlossen und können differenzierte Testungen durchführen. Das ist wichtig, weil eine erst leicht beginnende Demenz für viele helfende Berufsgruppen noch gar nicht klar erkennbar ist, häufig auch für den Hausarzt nicht.

Dabei stellt sich aber auch die Frage: Wie sage ich es meinem Klienten?
Ja, die Schwierigkeit ist, dass die Betroffenen die Ausfälle an sich selbst oft gar nicht bemerken. Die kleinen Fehlleistungen im Alltag, das kennen wir alle, übergehen wir. Die erhalten von uns gar keine größere Aufmerksamkeit. Manchmal machen wir auch andere für etwas verantwortlich und sagen, uns sei der Termin, den wir vergessen haben, falsch oder gar nicht gesagt worden.

Auf keinen Fall dürfen Betroffene unempathisch mit einer Diagnose konfrontiert werden. Die Mitteilung der Diagnose wird häufig als Kränkung erlebt. Sie kann auch schockierend sein. Es braucht daher eine vertrauensvolle Situation, in der Betroffene ihre Ängste und Befürchtungen äußern können. Die Vermutung einer demenziellen Störung sollte verbunden sein mit dem Ausdruck einer hohen Wertschätzung der Person.

Es muss deutlich gemacht werden, dass viele Kompetenzen noch lange erhalten bleiben und Lebensqualität vielfältig aufrechterhalten werden kann. Es darf nicht einseitig auf sich verschlechternde kognitive Fähigkeiten fokussiert werden. Ein Mensch wird ja nicht plötzlich infrage gestellt, weil er einen Hilfebedarf hat und zu bestimmten Leistungen nicht mehr in der Lage ist.

Statt von einer möglichen Demenzerkrankung zu sprechen, können auch lediglich Beeinträchtigungen angesprochen werden. Wir können etwa fragen, ob die Person selbst schon bemerkt habe, dass sie etwas vergesslicher geworden ist. Wird eine beginnende Demenzerkrankung klar diagnostiziert, ist die Suche nach Unterstützungsmöglichkeiten wichtig. Ein weitgehend selbstbestimmtes und qualitätsvolles Leben ist lange möglich, wenn gute Unterstützung organisiert wird. Menschen mit Demenz brauchen empathische Lotsen im Alltag sowie Helfer, die eher unauffällig dort unterstützen, wo es gebraucht wird. So können Einschränkungen lange kompensiert werden.

Ist eine grundlegende Richtungsänderung in der Psychotherapie nötig, wenn eine Demenz diagnostiziert worden ist?
Ja, und zwar je weiter die Erkrankung fortgeschritten ist. In einer Psychotherapie spielt die Reflexion von Mitteilungen, Gefühlen und Gedanken eine große Rolle, zum Beispiel auch dazu, was im Zeitraum seit der letzten Stunde erlebt wurde, was sich verändert hat oder was in der vorangegangenen Stunde besprochen wurde. Diese Gedächtnisleistung und die kognitiven Verarbeitungsmöglichkeiten werden zunehmend erschwert. Irgendwann ist dies sogar gar nicht mehr möglich.

Nötig ist also, stärker im Jetzt zu bleiben.
Wir müssen uns ganz auf das einlassen und teilweise dem folgen, was den Klientinnen und Klienten im Moment zugänglich ist. Dabei können Mitteilungen, die als verwirrt oder ungeordnet erscheinen, durchaus einer inneren Logik folgen. Gedanken und Gefühle bleiben in ihrer Abfolge nach wie vor assoziativ verknüpft oder werden durch äußere Eindrücke angeregt. Einem feinfühligen Gesprächspartner kann es gelingen, die Zusammenhänge und indirekten Mitteilungen zu erkennen und zu erspüren und dadurch viel Sinn und Sinnhaftigkeit in den Äußerungen zu entdecken. Ein »verstehender« Gesprächspartner erhält hierdurch auch Möglichkeiten, das Gespräch im Einklang mit dem Demenzkranken zu führen und zu

lenken. Kommunikative Techniken, die für den Umgang mit demenzkranken Menschen entwickelt wurden, wie die integrative Validation, können dabei helfen. Dass »der Ton die Musik macht«, gilt für die Kommunikation mit Demenzkranken ganz besonders.

Demenzielle Prozesse sind nicht mehr einer Heilung zugänglich, lassen sich nicht mehr stoppen, bestenfalls verlangsamen. Ist denn eine Psychotherapie schließlich überhaupt noch angemessen?
Die zunehmenden kognitiven Einschränkungen lassen sich nicht aufhalten. Für die Betroffenen ist aber das wichtig, was die Neuropsychologin Barbara Romero in ihrem Ansatz der Selbst-Erhaltungs-Therapie eindrucksvoll gezeigt hat, nämlich ihr Identitätserleben zu erhalten und zu stützen oder, wie sie sagt, das »Selbst-Gefühl« und auch den Selbstwert zu erhalten. Eine Demenzerkrankung bedroht unser Identitätserleben im Innersten, indem sie uns Zugänge zu eigenen Erinnerungen und zu unserem Wissen über uns selbst erschwert. Kompetenzverluste verunsichern und beschämen uns zudem.

Eine Demenzerkrankung beendet gleichwohl die psychische Entwicklung nicht. Im Gegenteil, sie fordert von den Betroffenen und ihrem Umfeld eine große psychische Entwicklungsarbeit. Anpassung an Gegebenheiten und Veränderung des Selbstkonzepts sind nötig, um aus dem, was noch da ist und erhalten werden kann, Identität zu bilden, zu spiegeln und zu stärken. Therapeutisch können Wege erschlossen werden, wie die Person ihren Selbstwert und ihre Identität aufrechterhalten kann. Sie kann auch dabei begleitet werden, den Schmerz über Verlorenes wahrzunehmen und zu betrauern. Zudem kann eine Psychotherapie über den therapeutischen Kontakt hinaus Wege erschließen helfen, um die jeweils nötige Unterstützung von außen einzuholen und aufzubauen. Zu lernen, Hilfe anzunehmen, kann als wichtiger Entwicklungsprozess angeregt und unterstützt werden sowie als Stärke und Kompetenz aufgewertet werden.

Wo liegen für die Therapeuten und Therapeutinnen die größten Hürden oder Herausforderungen für solche Therapien? Welche Grenzen haben sie?
Zuerst einmal müssen die kognitiven Einschränkungen akzeptiert werden. Reflexionen aufseiten der Klientinnen und Klienten sind nur eingeschränkt möglich oder nicht von Dauer. Emotional sind Menschen mit einer Demenz jedoch oft sehr präsent und auch entwicklungsfähig. Wir wissen zum Beispiel, dass emotionale Erfahrungen bei Demenzkranken

lange nachklingen können, während das Wissen über die Begleitumstände verloren geht. So sind Wirkungen einer Psychotherapie gerade zu Zeitpunkten, zu denen auch tiefgehende emotionale Inhalte berührt werden, sehr gut vorstellbar. Demenzkranke können noch lange implizit lernen und erinnern. Das heißt, sie können etwa Menschen wiedererkennen, und es werden emotionale Aspekte dieser Erinnerungen mit wachgerufen. Eine solche Erinnerung kann signalisieren: »Diese Person kenne ich und sie ist freundlich und zugewandt.« Wer die Person ist, welchen Namen sie hat und welchem Kontext sie zugeordnet werden kann, erschließt sich jedoch nicht mehr. Bereits nach wenigen Begegnungen können so aufgrund impliziten Lernens Beziehungen und Bindungen zu anderen Menschen entstehen. Wichtig ist, dass auch der situative Kontext (Raum, Kleidung etc.) ähnlich bleibt, um das Wiedererinnern zu erleichtern.

Ich konnte sogar Menschen mit einer Demenzerkrankung erleben, die im Verlauf ihrer Erkrankung ihre Identität auf besondere Weise verändert oder neu wiederentdeckt haben. So etwa eine pflichtbewusste Ehefrau, die ihre verschüttete Liebe zum Tanzen wiederaufleben ließ und mit Unterstützung aktivieren konnte. Oder ein zunächst streng und sachlich wirkender Pfarrer, der zunehmend Freude daran entwickelte, andere ein bisschen zu necken und sich die Rolle eines immer zu Späßen aufgelegten Clowns aneignete.

Eine Demenzerkrankung ist vielleicht eine der größten Herausforderungen an die seelische Entwicklungs- und Veränderungsfähigkeit eines Menschen. Die daraus ebenso resultierende Bedrohung bestehender Selbstkonzepte, des gewohnten und Sicherheit vermittelnden Lebensrahmens sowie der bestehenden Möglichkeiten, den Lebensrahmen zu kontrollieren und zu gestalten, führen gleichzeitig zu Ängsten, Überforderungen und Reaktionen der Abwehr oder dem Ausblenden unangenehmer Erfahrungen. Die betroffenen Menschen versuchen zudem festzuhalten, was sich zu entziehen scheint.

Therapeutinnen und Therapeuten, die Demenzkranke oder deren Angehörige begleiten, müssen sich mit dem Krankheitsbild und seinen Auswirkungen – auch auf die Angehörigen – befassen. Immer wieder bekommen wir die Rückmeldung von Angehörigen, dass sie den Eindruck haben, ein Therapeut könne sich nicht auf sie einstellen und ihre Lage nicht verstehen.

Aufgrund krankheitsbedingter Veränderungen vollführen manche Betroffene auch Fehlleistungen, die etwas durch und durch Komisches haben – darf in Therapien darüber gelacht werden?

Humor ist eine ganz wertvolle Möglichkeit, um so manches auch mal etwas leichter sehen zu können. Wichtig ist, gemeinsam zu lachen. Darüber hinaus empfehle ich immer, dass auch Helfende ihren eigenen Fehlleistungen offen und humorvoll gegenüberstehen. Dadurch vermitteln wir den Demenzkranken, dass Fehlleistungen etwas Grundmenschliches sind, dem auch mit Leichtigkeit begegnet werden kann.

Können auch die Betroffenen selbst irgendwann mit dem Setting nichts mehr anfangen?
Das tritt vor allem dann ein, wenn sich demenzkranke Menschen in der Kommunikation überfordert fühlen, wenn sie das Gefühl haben, es werden Anforderungen an sie gestellt, denen sie nicht mehr entsprechen können. Wir müssen ein Gespür dafür entwickeln, wann sich die Personen überfordert fühlen. Man merkt das zum Beispiel daran, dass sie auszuweichen versuchen. Am besten sind offene Fragen, die zum Erzählen ermutigen. Sehr direkte Fragen, die genaue Antworten erfordern oder komplexe Abwägungen, können überfordern – oder aber es entsteht die Sorge, sich durch »falsche« Antworten bloßzustellen.

Und es braucht einen besonderen Einbezug von Angehörigen.
Was die Angehörigen betrifft, sollten wir uns immer vor Augen halten, dass auch viele von ihnen Unterstützung brauchen, nicht selten sogar mehr als die Kranken selbst. Dies kann durch eine psychotherapeutische Begleitung geschehen. Angehörigen bleibt oft immer weniger Freiraum. Durch die zunehmende Hilfebedürftigkeit des Erkrankten entstehen symbiotische Beziehungsmuster ähnlich wie zu kleinen Kindern. Nicht selten zieht sich ein Großteil des sozialen Umfelds zurück. So fehlen Angehörigen Menschen, mit denen sie sich besprechen, Sorgen und Ängste teilen und Schmerz und Trauer zum Ausdruck bringen können.

Wenn nun der Betroffene gar nicht mehr profitiert, wie sollte eine Therapie beendet werden?
Ich möchte vorwegschicken: Gute Gespräche sind für Demenzkranke immer hilfreich. Ebenso ein warmherziger Kontakt. Im Vordergrund steht die Linderung der Krankheitsauswirkungen. So gesehen kann Psychotherapie lange wirksam sein. Trotzdem ist natürlich zu prüfen, ob das Setting noch passt oder zum Beispiel eine Ergotherapie oder die Betreuung in einer Tageseinrichtung angemessener wäre.

Wer eine Psychotherapie mit einem Demenzkranken allmählich beenden möchte, sollte ihm verständlich machen, dass es bessere Angebote für ihn gibt.

Wie sieht dann die Verabschiedung ganz konkret aus?
Wir sollten signalisieren, dass die Tür nicht völlig verschlossen ist. Perspektivisch sollte man anbieten, dass die Kontaktmöglichkeit bestehen bleibt. Da die Betroffenen Informationen vor allem emotional bewerten, nehmen sie die Botschaft auf, dass der Therapeut oder die Therapeutin erreichbar bleibt. »Ich verschwinde nicht aus deinem Leben« ist eine gute Botschaft.

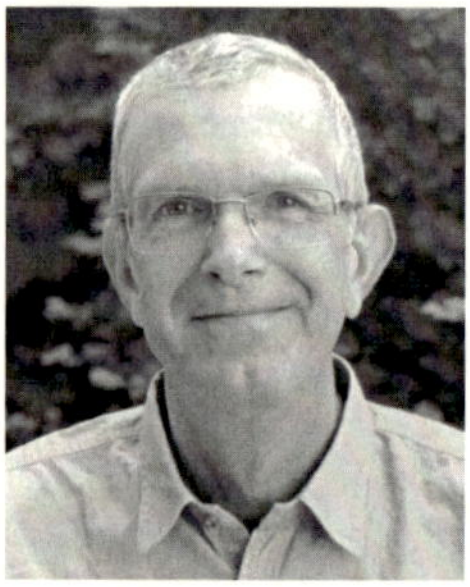

Günther Schwarz ist Diplompsychologe und Leiter der »Fachberatung Demenz« in der Evangelischen Gesellschaft in Stuttgart. Von ihm ist das Buch *Menschen mit Demenz begleiten* erschienen.

Therapiefallen

Gitta Jacob: »Gute Therapiebeziehung und Konfrontationen schließen sich nicht aus«

In der therapeutischen Beziehungsgestaltung gibt es Fallstricke, die sich als Unzufriedenheit mit der eigenen Arbeit bemerkbar machen und auch den Therapieerfolg gefährden. Wo liegen die Tücken?

Frau Dr. Jacob, wir wissen um die Bedeutung der Beziehungsgestaltung für den therapeutischen Prozess. Heißt das: Beziehung gut, alles gut?
Keinesfalls. Zur therapeutischen Beziehungsqualität gibt es unglaublich viele Missverständnisse. Wir müssen uns davor hüten, das Alltagsverständnis einer guten Beziehung auf die Psychotherapie zu übertragen. Eine Therapie ist nicht schon deshalb gut, weil sich der Patient darin immer wohlfühlt. Das betrifft auch die Vorstellung, dass man den Patienten zuerst stundenlang reden lassen muss, um erst einmal eine gute Beziehung aufzubauen. Wir müssen doch nicht stundenlang den Patienten unstrukturiert über sein Leben erzählen lassen. Das ist nicht unsere Aufgabe.

Schaut man in den wichtigen Fragebogen zur Therapiebeziehung, das »Working Alliance Inventory«, dann ist eine Therapiebeziehung dann gut, wenn der Patient glaubt, sein Therapeut verfolge dieselben Ziele wie er. Das wird in der Fachdiskussion viel zu wenig berücksichtigt. Der Patient muss das Gefühl haben, dass die Therapeutin verstanden hat, worum es bei ihm geht. Eine gute Therapiebeziehung und Konfrontationen schließen sich nicht aus. Auch wenn ich unangenehme Sachen sehr deutlich anspreche, kann sich der Patient verstanden fühlen. Nehmen die Patientinnen und Patienten wahr, dass ich mit einer konfrontativen Aussage richtig liege und ich es weiterhin gut mit ihnen meine, dann gefährdet das nicht die Beziehung. Wir müssen solche Konfrontationen dadurch rahmen, dass wir signalisieren, wie wichtig uns der Patient ist. Wir können doch mit einem Satz beginnen wie: »Ich habe in der vergangenen Woche lange über Sie nachgedacht und festgestellt, dass ich mir doch Sorgen mache, die ich mit Ihnen ganz offen besprechen möchte.«

Nun gibt es jene Therapien, in denen sich die Therapeuten wahnsinnig anstrengen, sich aber mit ihrem Latein irgendwie am Ende fühlen. Ihnen fällt bald nichts mehr ein.

Auch hier wird eine psychotherapeutische Erkenntnis oft nicht zu Ende gedacht: In solchen Situationen müssen wir über den sekundären Krankheitsgewinn nachdenken. Warum hat dieser Patient diese Störung und wofür ist sie gut? Würde es sich für ihn denn überhaupt lohnen, eine bestimmte Einsicht zu haben und sich zu verändern?

Wenn etwas therapeutisch nicht vorangeht, müssen wir uns die Frage stellen, warum das so ist und ob wir das nicht vielleicht einfach akzeptieren müssen. Eventuell müssen wir eine Patientin auch mal in Ruhe lassen. Es ist zudem auch nicht jeder Mensch ein Therapie-Responder. Die Therapieforschung zeigt uns doch, dass wirklich gute Responder nur knapp 30 Prozent ausmachen. Vielleicht ist also manchmal Psychotherapie nicht sinnvoll.

Und wenn sich nun ein Klient überhaupt nicht bewegen will, obwohl Sie selbst alles versuchen, dann können auch mal Ärger und Wut aufsteigen.

Ärger und Wut in uns sollten wir möglichst früh wahrnehmen. Vielleicht haben wir uns nämlich viel zu lange das Klagen des Patienten angehört. Vielleicht haben wir also schon erste Zeitpunkte verpasst, uns auch mal konfrontativer in Stellung zu bringen. Natürlich müssen sich Patientinnen und Patienten erst ins therapeutische Setting hineinfinden und sie »erzählen« anfangs vielleicht ein bisschen viel von sich und der Welt, auch um Sicherheit zu gewinnen, aber das kann ja nicht zehn Sitzungen so gehen. Wenn ich auf Muster des Patienten, die mich ärgerlich machen, früh reagiere, ist das das beste Mittel gegen starken Ärger auf meiner Seite.

Bei allem Gutfühlen im therapeutischen Setting – manchmal muss man das Gutfühlen stören.

Definitiv. Ziemlich häufig sogar. Eine sehr abhängige Patientin, die über wenig Ressourcen verfügt und selten Highlights im Leben erfährt, wenn die sich in der Psychotherapie wohlfühlt, dann kommt die auch gerne mehr als fünfzig Sitzungen. Sie fühlt sich gehalten und wohl. Aber sie soll ja auch mit ihren Problemen weiterkommen.

Die Gefahr ist groß, dass sich auch die Therapeuten und Therapeutinnen ganz nett in solchen Therapien einrichten – jedenfalls wäre das ein leichtes Geldverdienen.
Ja, die Gefahr gibt es. Nur nett zu sein reicht für Psychotherapie nicht aus. Das wird dann fachlich womöglich auch noch schöngeredet: »Ach, ich kann das aushalten, dass jemand vierzig Stunden seine Anekdoten erzählt. Die Patientin darf weiterhin kommen.« Therapeutisch passiert da längst nichts mehr. Übrigens finde ich das auch kein gutes Signal an die Patientin – wenn du jemanden zum Reden brauchst, geh' zum Therapeuten. Wobei mir wichtig ist: Viele Kollegen und Kolleginnen sehen das Problem und bemühen sich sehr, keine sinnlosen Therapien anzubieten!

Vielleicht bewirkt der Klient ja so etwas wie ein »inneres Sprechverbot«, ein …
Sie meinen vermutlich die »therapeutische Beißhemmung« …

Na gut, nennen wir es so.
Das ist eine wichtige Diagnostik aus meiner Gegenübertragung. Ich merke, dass der Patient bei mir eine Beißhemmung macht, und muss das einordnen. So etwas bewirken oft Menschen, die keine Verantwortung für sich selbst übernehmen wollen und Entscheidungen ausweichen. Da ist vielleicht eine Frau, die einen sehr gut verdienenden Mann, aber eine unbefriedigende Ehe mit ihm hat. Das kann man dann ewig ventilieren, aber irgendwann muss man das Wort »Entscheidung treffen« in den Mund nehmen. Die Patientin antwortet dann vielleicht prompt: »Ah, nee, das ist im Moment schlecht.« Aber der Augenblick ist nie der richtige. Wir sollten der Patientin helfen, den Konflikt zu öffnen, denn diese Konfliktvermeidung ist ja letztlich das Problem.

Auch Fälle, in denen der Klient die ganze Zeit skeptisch bleibt und sagt, die Therapie bringe ihm nichts, das sei alles nicht das Richtige für ihn – das kann therapeutisch demotivieren.
Ja, aber es gehört zu unserer Aufgabe, damit umzugehen. Wir haben einen gut bezahlten Beruf, in dem es eben um Menschen geht, die oft mit einer sehr negativen, jedenfalls nicht förderlichen Haltung ins Leben gehen und über bestimmte Fähigkeiten erst mal nicht verfügen. Ja, wäre das anders, säßen sie nicht bei uns.

Allerdings muss man natürlich sagen: Wenn jemand eine negative Erwartungshaltung und womöglich wenig hilfreiche Vorerfahrung bezogen auf Psychotherapie hat, dann ist die Wahrscheinlichkeit schon recht hoch, dass auch die aktuelle Therapie nicht helfen wird. Nicht jedem, der sich schlecht fühlt, hilft Psychotherapie. Eine Voraussetzung ist zum Beispiel, dass sich Probleme mit psychologischen Mitteln lösen lassen und der Patient zumindest eine gewisse Bereitschaft dazu aufbaut. Wir sollten da manchmal ehrlicher sein und unseren Patienten auch Recht geben, dass eine Therapie vielleicht wirklich nicht hilft.

Nun können wir aber nicht jedes Mal einfach den Klienten zum Non-Responder erklären, wenn eine Psychotherapie nicht vorankommt.
Wichtig ist, sich die Gesamtdynamik anzuschauen. Wir müssen uns fragen: Was in der Konstellation spricht weiterhin für eine Psychotherapie? Vielleicht sollten wir der Person etwas anderes anbieten. Wir haben oft so einen Riesenanspruch, dass diese Person nun doch endlich ihre gesamte Psychodynamik verstehen und die persönliche Struktur durchdringen und verändern müsse. Danach führe sie auf einem höheren Strukturniveau ein zufriedenes Leben. Ganz ehrlich, das klappt bei vielen Menschen nicht und ist wahrscheinlich auch nicht der Anspruch der Solidargemeinschaft. Vielleicht können wir banalere Dinge bearbeiten, damit die Person mehr positive Verstärker im Leben hat.

Wie bleibt eine Beendigung der Psychotherapie denn dann immer noch hilfreich?
Vielleicht haben wir es hier schon wieder mit einer überzogenen Erwartung an uns selbst zu tun. Es gibt Therapien, bei denen das Ende nicht hilfreich ist. Wenn ich an einem malignen Narzissten scheitere, dann hat der auch die Psychotherapie nur dazu genutzt, mich kleinzumachen, um sich selbst besser zu fühlen. Dann müssen wir uns eingestehen, nicht hilfreich im Sinn einer psychotherapeutischen Leistung gewesen zu sein.

Es gibt doch unglaublich viele Möglichkeiten in unserer Gesellschaft, um sich weiterzuentwickeln und sich neue Bereiche für die persönliche Lebenszufriedenheit zu erschließen. Manchen hilft Yoga, um zu mehr innerer Ruhe zu kommen. Psychotherapie ist ja nicht immer das Nonplusultra. Womöglich hilft eher Qigong oder Wandern.

Wenn es in Psychotherapien darum geht, das »gesunde Erwachsenen-Ich« der Klienten zu stärken, woher weiß eine Therapeutin, dass sie nicht nur ihre eigenen Ich-Ideale auf den Klienten übertragen hat?

Das erfordert in der Tat viel Selbstreflexion auf Therapeutenseite. Eine allgemeine Regel gibt es dafür natürlich nicht. Wir sollten als Therapeutinnen nicht die Idealvorstellung haben, dass alle Menschen nur lieb miteinander umgehen und jeder die gleichen Werte hat wie ich selbst. Das ginge an der Realität vieler Menschen in ihrer Alltagswelt ziemlich vorbei. Als Therapeutinnen sollten wir mit beiden Beinen im Leben stehen. Supervision, Intervision und Selbsterfahrung sind dafür ganz wichtig. Durch soziale Rückmeldungen lernen wir, nicht nur unseren eigenen Idealen hinterherzutherapieren, sondern den Patientinnen und Patienten in ihrer Lebenswelt zu helfen.

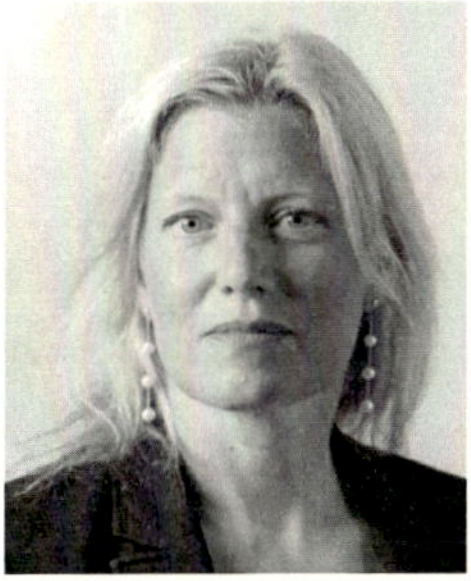

Gitta Jacob, PD Dr. phil., arbeitet als Psychotherapeutin in der GAIA-Group in Hamburg. Sie ist Autorin der Bücher *Vorsicht Therapiefallen!* sowie *Auf der Gefühlsebene*.

Psychotische Erfahrungen

Friederike Schmidt-Hoffmann: »Hilfeangebote schreiben oft negativ erlebte Erfahrungen fort«

Therapeutinnen und Therapeuten scheuen oft vor Menschen mit Psychoseerfahrungen zurück. Beim Verstehen und Intervenieren herrschen Unsicherheiten. Längst aber existieren hilfreiche Erfahrungen, die Mut machen.

Frau Dr. Schmidt-Hoffmann, Jahrzehnte über haben Fachleute die positiven Effekte der Psychotherapie bei Psychotikern nicht erkannt – ist das inzwischen überwunden?
Überwunden sicherlich noch nicht, aber die ersten Schritte auf diesem Weg sind getan. Trotzdem liegt noch ein Großteil des Weges vor uns. In der Behandlungspraxis werden die Erkenntnisse noch zu wenig umgesetzt.

Gibt es so etwas wie die Angst des Therapeuten vorm Psychotiker?
Ich glaube durchaus, dass es diese Angst vor der psychotischen Wahrnehmung gibt. Sie hat ja auch eine lange Geschichte. Das fachliche Vorurteil betrifft aber nicht nur die Wahrnehmung, sondern auch die Zuschreibung, diese Menschen würden sehr schnell aggressiv und gewalttätig. Zudem sind unsere Versorgungsstrukturen nicht auf diese Menschen zugeschnitten, gerade in Krisenzeiten. Auch in der Ausbildung spielt die Psychosenpsychotherapie eine zu geringe Rolle. Nicht ganz unbedeutend dürfte zudem sein, dass es oft um existenzielle Themen und Gefühle geht, denen man sich als Therapeut stellen muss.

Eine fachliche Angst ist, dass wir in diesen Therapien etwas auslösen könnten wie starke Gefühle, Schemaaktivierungen oder Regressionen, die wir dann vielleicht nicht mehr im Griff haben. Diese Sorge ist nicht ganz unbegründet, wenn stark emotionalisierte Themen angesprochen werden und hochkochen. Tatsächlich können dann auch vermehrt symptomatische Bewältigungsversuche auftreten. Aber wir sollten nicht versuchen, das um jeden Preis zu verhindern, denn solche Therapiesituationen können sehr hilfreich dafür sein, mit der psychotischen Wahrnehmung und dem, was emotional damit verbunden ist, in Kontakt zu kommen. Darin liegen therapeutische Chancen.

Welche Rolle spielt dann das therapeutische Verstehen?
Das therapeutische Verstehen in einem biografischen Bezugsrahmen ist essenziell auch für psychotische Selbst- und Weltwahrnehmungen. Nur dann kann der Patient lernen, das eigene Erleben zu begreifen und Bezüge zu alten Erfahrungen zu erkennen. Wenn wir biografische Fusionen aufarbeiten, können sie auch gelöst werden. In fast allen psychotischen Wahrnehmungen findet man Bezüge zum biografischen Erleben, und so kann man dann ein Verständnis für sie herstellen. Das heißt nicht, dass es einfache, rationalisierbare Erklärungen gibt. Der biografische Blick ermöglicht uns aber Zugänge zu diesen Wahrnehmungen bzw. zu den dahinterliegenden Themen und Konflikten. Und so können für die Patientinnen und Patienten Möglichkeiten entstehen, wie sie Einfluss auf ihr Erleben und Verhalten nehmen können.

Ich würde das gerne an einem Beispiel verdeutlichen: Ein Patient kam zum Erstgespräch zu mir und erzählte mir von seinen psychotischen Krisen, in denen Verfolgungswahn und Bedrohungserleben eine zentrale Rolle gespielt hatten. Da darin vor allem seine enorme Angst vor gewalttätigen Übergriffen durch andere Menschen auffiel, fragte ich ihn, ob er denn Gewalterfahrungen in seinem Leben gemacht habe. Er sah mich etwas verdutzt an, aber dann erzählte er vorsichtig von einer Kindheit und Jugend, in der er körperliche Gewalt und sexuelle Übergriffe von mehreren seiner Bezugspersonen erlebt hatte. Er selbst hatte das nie als relevant erachtet und war auch nie danach gefragt worden. Dies ist ein sehr plastisches und klares Beispiel, selten finden sich Bezüge allerdings so direkt. Was aber deutlich wird, ist, dass der Patient in seinen Psychosen viele frühere Eindrücke und Wahrnehmungen wahnhaft verarbeitet hatte. Das zugrunde liegende Bedrohungserleben und die enorme Angst vor Gewalt entsprachen dem, was der Patient in seinem Leben real erlebt hatte.

Auch bei Psychotikern wird häufig das Vulnerabilitätskonzept verwendet. Für sich genommen erklärt das aber noch gar nichts.
Wenn man es in seiner Komplexität nimmt, dann hat das Vulnerabilitätskonzept ein großes Verstehenspotenzial und beschreibt keine deterministischen Eigenschaften. Wir müssen das Konzept also prozesshaft betrachten und in ein integratives Therapiemodell einbauen. So verstanden, enthält das Kon-

zept eine Sensibilität für das individuelle Bewältigungspotenzial. Wichtig ist, diese Sensibilität, wie es auch im ursprünglichen Modell konzipiert ist, in ihrer bio-psycho-sozialen Komplexität zu verstehen.

Auf emotionaler Ebene kann die erlebte Sensibilität beispielsweise häufig als ein existenzielles Panikerleben verstanden werden, das einen Bezug zu unverarbeiteten emotionalen Ohnmachtserfahrungen aufweist, und im Erleben der Person mit der Gefahr des Abrutschens in eine Psychose verbunden ist – und daher mehr oder weniger bewusst gemieden wird. Uns dieser Sensibilität und den damit verbundenen Erfahrungen therapeutisch anzunähern, ist meiner Ansicht nach ein wichtiger Bestandteil der Psychosenpsychotherapie.

Aber gerade bei Psychotikern ist das Vulnerabilitätskonzept häufig zu einem rein biomedizinischen Modell geworden. Dann wird die Annahme einer besonderen Vulnerabilität schnell zu einer deterministischen Eigenschaft des Patienten, die als nicht veränderbar erscheint.

Die psychotischen Wahrnehmungen werden aber nun mal als sehr mächtig erlebt. Wie geben Sie den Klientinnen und Klienten Hoffnung, um sich auf einen solchen verstehenden Prozess einzulassen?

Das hat zwei Seiten: Zum einen ist es essenziell, mit dem Unheilbarkeitsmythos aufzuräumen. Dafür helfen natürlich positive Erfahrungen von anderen Psychoseerfahrenen. Zum anderen müssen wir den Glauben an die eigenen Kräfte und Ressourcen stärken. Das ist sicherlich der wichtigere der beiden Punkte.

Gerade bei Menschen mit Psychoseerfahrungen spielt die Beziehungsgestaltung eine große Rolle, denn viele dieser Personen haben schädigende Beziehungsdynamiken erlebt. Häufig haben sich solche Erfahrungen im Verlauf des Lebens auch öfter wiederholt. Die Patienten und Patientinnen müssen mit uns eine neue, bessere Beziehungserfahrung machen. Wir müssen hier unser Beziehungsangebot besonders prüfen, denn die Hilfeangebote, die wir vorrangig in unseren Versorgungsstrukturen machen, schreiben oft negativ erlebte Erfahrungen fort. So birgt etwa der starke Fokus auf die psychotischen Symptome und deren Vermeidung oder Reduktion die Gefahr, die dahinter liegenden Gefühle, Bedürfnisse und Nöte der Person außer Acht zu lassen. Der Patient wird so eher zum Objekt der Behandlung.

Durch positive Beziehungserfahrungen finden die Klienten also zu einem anderen Kontakt mit sich selbst?

Ja, und dabei geht es um nichts weniger als um das Selbst-Bewusstsein. Auch hier gilt es, den Fokus nicht zu sehr auf die psychotischen Anteile zu richten, weder um sie vermeiden oder »wegbehandeln« noch um sie um jeden Preis rational verstehen zu wollen. Wichtig ist vor allem das Bewusstsein für die dahinterliegenden Gefühle oder Dilemmata, die durch die biografisch mächtigere Dimension der psychotischen Anteile nämlich oft blockiert sind.

Psychotische Anteile können dann auch Lösungsversuche sein, für die es Alternativen zu entwickeln gilt, etwa indem auch sich selbst behauptende oder nach Autonomie strebende Anteile ausgedrückt werden dürfen, ohne dass die Beziehung dadurch infrage gestellt wird. Die psychotischen Erlebensweisen können einen möglichen Zugang zu diesen Anteilen darstellen.

Nun ist eine Besonderheit der psychotischen Reaktion, oft eben gar nicht auf Verständlichkeit abzuzielen, verbale Äußerungen haben oft etwas »Privatsprachliches«.

Die sprachliche Nicht-Verständlichkeit muss man erst einmal auch als einen Schutz betrachten. Das eigene Erleben wird sprachlich vor Eingriffen von außen geschützt. Unverständlichkeit hat also eine Bedeutung, in der sich auch die Kompromisshaftigkeit der Lösung andeutet. Wenn wir Therapeutinnen und Therapeuten authentisch vermitteln können, dass wir uns aufrichtig für die Person interessieren und auch die Funktion der Unverständlichkeit anerkennen, dann kann der Betroffene seine psychotischen wie auch seine nichtpsychotischen Anteile anders und nachvollziehbar ausdrücken. Hilfreich ist es, sich von der diagnostischen Sprache zu distanzieren und stattdessen auf eine individuelle, metaphorische Sprache einzulassen, die den Kontakt zum Erleben des Patienten aufrechterhält und den Weg zu einem gemeinsamen Verständnis erleichtert.

Wenn die Begegnung mit einem psychotischen Menschen in schon beinahe aussichtlose Situationen führt und so gar nichts als veränderbar erscheint, was hilft dann noch die Schematherapie?

Gerade in Situationen, die auf den ersten Blick therapeutisch ausweglos erscheinen, ist das Modus-Modell äußerst hilfreich. Der Wechsel von der Ebene der symptomatischen Bewältigung zu dadurch blockierten Erlebensweisen und deren Differenzierung kann mit diesem Modell verständlich und therapeutisch begleitbar werden.

Bei mir kam mal eine Patientin geradezu aufgelöst und psychosenah in die Therapiestunde. Sie war in ihrem Auftreten völlig verändert verglichen mit den Stunden zuvor und schien voll in einem psychotischen Bedrohungserleben zu stecken. Ich bekam zunächst gar keinen Zugang zu ihr. Auf meine Frage, ob etwas vorgefallen sei, antwortete sie nur: »Nein, es ist nichts passiert«, nur die Bedrohung sei unermesslich groß und sie könne damit nicht umgehen.

Unter Rückgriff auf unsere bisherige Arbeit schlug ich ihr vor, uns erst mal ein Bild davon zu machen, welche Anteile gerade so stark seien. Ich vermutete, dass ein innerer Kritiker die Führung übernommen hatte und massiv abwertend auftrat. Mit diesem inneren Kritiker wertete sich die Patientin schon immer selbst ab. Das kannten wir bereits.

Ich stellte zwei Stühle auf und ließ sie zunächst auf dem Stuhl des inneren Kritikers Platz nehmen. Aber: Das half nichts, es entstand kein Kontakt. Erst als ich sie auf den Stuhl für den erlebenden Anteil oder Inneres-Kind-Anteil setzen ließ, brach sie in Tränen aus. Plötzlich konnte sie von ihren kindlichen Überforderungsgefühlen sprechen und von der Erfahrung, dass immer wieder ihre Grenzen missachtet worden seien. Auf diesem Weg kamen wir dann auch zu dem, was sie im jetzigen Alltag stark überforderte, und wir konnten das angehen.

Die Arbeit mit den unterschiedlichen Modi oder inneren Anteilen kann helfen, von der Ebene der Bewältigungsmodi zu wechseln, nämlich nicht inhaltlich-kognitiv zu stark in das psychotische Bedrohungserleben einzusteigen, sondern das dahinterliegende emotionale Geschehen besser zu verstehen. Über die Modi können unterschiedliche biografische Anteile besser differenziert und verstanden werden.

Psychotische Reaktionsweisen fordern uns therapeutisch oft stark heraus, aber warum sollten wir das vermeiden?

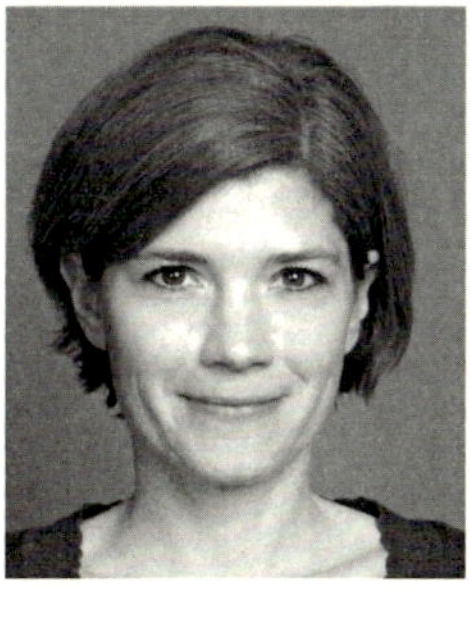

Friederike Schmidt-Hoffmann, Dr. phil., ist Verhaltens- und Schematherapeutin in eigener Praxis und Mitglied im Berliner Netzwerk für Psychosenpsychotherapie. Von ihr ist das Buch *Integrative Psychosenpsychotherapie* erschienen.

Migrationserfahrungen von Kindern und Jugendlichen

Matthias Klosinski: »Wir müssen unsere Selbstreflexion mitdenken«

Migrierte und insbesondere geflüchtete Kinder und Jugendliche bringen sehr spezielle Bedingungen mit in eine Psychotherapie. Fremde kulturelle Bedingungen sind für Therapeutinnen und Therapeuten oft schwer zu verstehen.

Herr Dr. Klosinski, müssen Kinder aus Migrantenfamilien erst auffällig werden, bevor sie wahrgenommen werden?
Ich möchte vorwegsagen, dass viele Kinder aus migrierten oder auch geflüchteten Familien sehr resilient sind. Diese Kinder müssen nicht deshalb schon zum Psychologen, weil sie zugewandert sind. Wir müssen da sehr auf unsere eigenen Wahrnehmungsmuster achten. Relevanter Risikofaktor für psychische Erkrankungen beispielsweise ist vielmehr ein niedriger sozioökonomischer Status als eine Migrationsgeschichte. Wenn wir also migrierte Familien überproportional häufig in sozial schlecht vernetzten und finanziell schwachen Lebenssituationen finden, dann sind es diese Verhältnisse, die den entscheidenden Risikofaktor darstellen. Kinder migrierter Eltern mit hoher Bildung, großzügigem Wohnraum und guter finanzieller Basis haben eher kein erhöhtes Risiko für sozial auffälliges Verhalten.

Kommen nun aber diese Kinder und Jugendlichen in psychotherapeutische Settings, fällt auch bei ihnen schon auf, dass sie zum Beispiel anders somatisieren.
Es gibt viele Kulturen, die seelisches Leiden stärker oder zumindest anders körperlich ausdrücken als Patientinnen und Patienten mit deutschem Hintergrund. Ja, das trifft dann auch bei Kindern und Jugendlichen schon zu. Schmerzzustände wie Bauchweh, Kopfweh oder auch Gelenkschmerzen tauchen in Sprechstunden öfter auf. Medizinisch ist da zuvor nichts gefunden worden, sodass Psychologinnen oder Psychologen konsultiert werden.

Dann ist es wichtig zu wissen, dass andere Kulturen oft seelisches Leiden stärker körperlich darstellen.

Wie hilfreich ist dabei die westliche Diagnostik, denken wir insbesondere an all die Tests, die bei Kindern und Jugendlichen eingesetzt werden.
Sie hilft leider nur bedingt und hat diesbezüglich große Defizite. Viele Tests sind ausschließlich für die hiesige Kultur normiert. Sie bilden nicht kultursensibel ab. Das beginnt schon bei den Übersetzungen, die oft zu wenig angepasst sind. Besonders problematisch sind die Intelligenztests, die oft überhaupt nicht fremde Kulturen mitdenken. Da zeigt sich dann, dass Flüchtlingskinder grundsätzlich deutlich schlechter abschneiden als deutsche Kinder. Wenn Flüchtlingskinder oft lange Zeit die schulische Bildung versäumt haben, ist es gar kein Wunder, dass ihre Fähigkeiten für solche Tests noch nicht ausreichen. Diese Kinder sind das noch gar nicht gewöhnt, sich vor einem Testleiter sitzend über anderthalb Stunden auf so einen Test zu konzentrieren. Testergebnisse können also nur vorläufig sein. Man sollte dann zumindest auf sprachfreie Tests zurückgreifen, um nicht auch noch die sprachlichen Hürden allzu hoch zu machen.

Nehmen wir die älteren Kinder in der Adoleszenz: Das Erwachsenwerden findet auch noch unter fremden kulturellen Bedingungen statt.
Ja, wir müssen hier sehen, dass diese Kinder oft versuchen, beiden kulturellen Prägungen zu entsprechen bzw. sie auszubalancieren. Häufig ist es so, dass die Eltern noch stärker in der Herkunftskultur verankert sind, während sich der oder die Jugendliche schon stark in der aufnehmenden Kultur verortet. Diese Jugendlichen müssen sehr viel leisten, das wird oft zu wenig gesehen. Da findet eine Identitätsbildung statt, die sich zwischen sich teilweise widersprechenden kulturellen Einflüssen bewegt. Dass gelingt durchaus oft, aber es kommt doch auch zu vielen Spannungen in den Familien. Übrigens sind das auch Herausforderungen für die Eltern, denn – und auch das müssen wir sehen – diese meinen es ja gut mit ihren Kindern. Manchmal sind sie zudem in der Anpassung an die aufnehmende Kultur den Kindern unterlegen.

Heißt das, eine Psychotherapie mit Kindern und Jugendlichen geht bei dieser Klientengruppe ohne Eltern gar nicht?
So absolut würde ich das nicht unterschreiben. Gleichwohl geht Psychotherapie mit Kindern sowieso kaum ohne einen gewissen Einbezug der

Eltern. Wir müssen aber sehen, dass den Eltern manchmal unsere Art der Psychotherapie suspekt ist und sie sie ablehnen, sodass man die Eltern schlichtweg auch »mitnehmen« muss, damit sie den therapeutischen Prozess nicht zu stark bremsen. Aber das ist stark vom Anliegen und vom Auftrag in der Therapie abhängig. Bei einer hohen familiären Zerstrittenheit kann sich dieses Mitnehmen der Eltern als sehr heikel erweisen. Oft kann es aber auch eine große Chance sein, die Eltern in den Prozess miteinzubeziehen. Psychotherapeutisch müssen wir bei Interventionen immer bedenken, wie das auf die Eltern und die Gesamtfamilie wirken könnte.

Welche Rolle spielt dabei die Migrationsanamnese?
Zunächst einmal stellt jedes Familienmitglied eine eigene Balance her aus Einflüssen der »mitgebrachten« Kultur und der des Aufnahmelandes. Die Akkulturationsprozesse sind bei jedem individuell gestaltet. Und: Sie kann in unterschiedlichen Lebensbereichen ganz verschieden ausfallen, etwa wenn der Vater beruflich sogar extrem angepasst ist, im Familienleben aber sehr an seiner Ursprungskultur festhält. Das kann mit der kulturellen Anpassung der Jugendlichen kollidieren, wenn sie sich von dieser Art des familiären Lebens eher distanzieren.

Im therapeutischen Prozess müssen wir das zu nutzen verstehen. Wir sollten die einzelnen Erwartungen abfragen und transparent machen. Wenn sich dann beispielsweise Missverständnisse zeigen, lassen die sich im therapeutischen Setting möglicherweise aus der Welt räumen.

Gibt es spezielle »Familienaufträge« an die nächste Generation, die eng mit den Migrationserfahrungen verbunden sind?
Ja, gibt es. Hier ist der therapeutische Ansatz zunächst der, diese Aufträge überhaupt sichtbar zu machen, denn die sind natürlich häufig unausgesprochen und werden nicht bewusst wahrgenommen. Bei diesen Aufträgen stehen öfter Ängste der Eltern sehr wirkmächtig im Hintergrund. Solche Ängste spüren Kinder. Ein anderes Phänomen ist ein hoher Leistungsdruck, wenn die Eltern zum Beispiel sagen: »Nun haben wir doch die ganze Migration auf uns genommen, daraus muss doch auch ein sozialer Aufstieg resultieren.« Die Eltern haben für die Migration ja große biografische Brüche auf sich genommen.

Nun haben insbesondere geflüchtete Kinder brutal viel erleben müssen, welche Rolle spielen Posttraumatische Belastungsstörungen?

Die Prävalenz der Belastungsstörung ist bei geflüchteten Kindern deutlich erhöht. Die PTBS ist eine der häufigsten Diagnosen, die wir stellen, allerdings hängt sie natürlich von den Fluchtbedingungen, den jeweiligen Fluchtwegen und der Fluchtdauer ab. Im Hintergrund finden wir dann oft auch hochtraumatisierte Eltern, die wir natürlich mitberücksichtigen müssen. Traumatisierte Eltern sind häufig stark mit sich selbst beschäftigt und stehen emotional für ihre Kinder weniger zur Verfügung. Dies kann ein relevanter Risikofaktor für die Entwicklung ihrer Kinder werden. Diese Kinder haben es also mit psychisch stark beeinträchtigten Eltern zu tun.

Wie häufig findet sich Suizidalität?
Bei Kindern eher selten, bei jugendlichen unbegleiteten Minderjährigen allerdings recht häufig, denn diese Jugendlichen oder dann jungen Erwachsenen können in ein Gefühl geraten, sich nicht mehr helfen zu können und völlig allein dazustehen. Diese jungen Menschen kommen durchaus auf den Gedanken, aus dem Leben auszusteigen, weil sie sich nur noch überfordert fühlen. Da müssen natürlich Brücken gebaut und Sicherheiten aufgebaut werden, damit sie sich nichts antun. Sie müssen sich gehalten fühlen, therapeutisch müssen Perspektiven entwickelt werden.

Wo liegen denn therapeutische Fallstricke im Umgang mit migrierten Kindern und Jugendlichen?
Na ja, einer liegt natürlich darin, kulturelle Bedingung nicht hinreichend mitzudenken. Immer wieder müssen wir uns die Frage stellen: Wie viel ist an dem Problem kulturbedingt und was ist abhängig von der Persönlichkeit? Ein anderer Fallstrick liegt darin, unsere Therapeutenmanuale auf andere Kulturen zu übertragen. Auch unser westeuropäisches Entwicklungsziel der Autonomie im Jugendalter darf nicht einfach auf Menschen aus anderen Kulturen übertragen werden, häufig gehört eine enge Bindung an die Herkunftsfamilie zu deren kulturspezifischer Identität. Da müssen wir therapeutisch sensibel bleiben, auch wenn das nicht unseren Vorstellungen entspricht und wir mit unserem Verstehen an Grenzen geraten.

Wer merkt, im therapeutischen Prozess nicht gut voranzukommen, sollte ggf. auf Kulturvermittler und bei Sprachproblemen auf Dolmetscher zurückgreifen. Wir können ja nicht über jede Kultur der Welt über hinreichend Wissen verfügen, zumal kulturelle Prägungen auch von den jeweiligen national vorherrschenden Einflüssen abweichen können, wir müssen aber offen sein für fremde kulturelle Einflüsse. Wir sollten neugierig sein und die Klientinnen und Klienten befragen, wenn wir etwas nicht verstehen. Wir müssen unsere Selbstreflexion mitdenken.

Nehmen wir mal an, Sie als Therapeut haben das Gefühl, vor lauter Komplexität und Unwissen über die fremde Kultur so gar nicht weiterzukommen, was tun Sie dann?

Ich persönlich rufe mir dann wieder ins Gedächtnis, was mein ursprünglicher Auftrag war. Wer will eigentlich was? Eventuell ist es hilfreich, möglichst viele Beteiligte zu einer Sitzung hinzuzuholen, um abzuklären, wer sich was wünscht. Vielleicht haben sich längst Dinge im Hintergrund verändert. Und: Welche Rolle spiele ich als Therapeut denn eigentlich noch? Dieser Schritt, der sonst eher am Anfang stattfindet, kann durchaus auch zwischendurch wiederholt werden. Vielleicht ergibt sich dann eine Auftragsveränderung.

Bei traumatisierten Personen sollten wir nicht zu hohe Ansprüche haben: statt womöglich das therapeutische Ziel zu verfolgen, ein neues Traumanarrativ zu entwickeln, steht vielleicht lange Zeit schlicht die Stabilisierung im Vordergrund. Wir als Psychotherapeuten müssen uns manchmal auch selbst entlasten. Bei Geflüchteten steht auch oft gar nicht so sehr ein psychotherapeutisches Anliegen im Zentrum. Der geflüchtete Mensch hat vielleicht Erwartungen an uns, die wir gar nicht erfüllen können. Wir selbst müssen immer wieder aufpassen, dass wir uns in solchen Prozessen nicht verhaken. Wir haben zum Beispiel nur wenig Einfluss darauf, wie ein Asylbegehren juristisch beantwortet wird. Zumindest können wir dann aber zuhören und dazu beitragen, dass in das Denken und Fühlen der Betroffenen mehr Ordnung kommt.

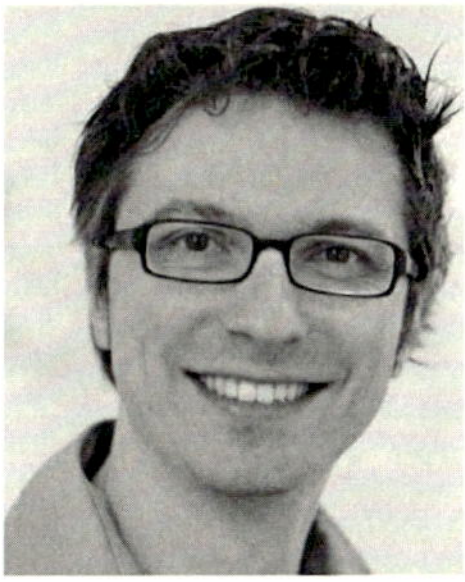

Matthias Klosinski, Dr. med., Dipl.-Psych., ist Facharzt für Kinder- und Jugendpsychiatrie und -psychotherapie, Systemischer Berater und Systemischer Therapeut, außerdem ärztlicher Mitarbeiter an der TU München im EU-geförderten AMIF-Projekt zur Verbesserung der Versorgung von Geflüchteten. Er ist Mitherausgeber des *Handbuchs Transkulturelle Psychiatrie*.

Therapeutisch(e) Räume öffnen

Soziale Kontexte

Silke B. Gahleitner: »Wir sollten mehr über soziale Beziehungen sprechen«

Außertherapeutische Wirkfaktoren sind schwer zu erkennen und zu fassen. Nicht immer ist eine positive Veränderung aufseiten der Klienten und Klientinnen auf das Therapiegeschehen zurückzuführen. Ein Argument für therapeutische Bescheidenheit oder für eine Veränderung des Blickwinkels?

Frau Prof. Gahleitner, es wird geschätzt, dass rund ein Drittel der positiven Veränderungen während einer Psychotherapie gar nicht unmittelbar auf das therapeutische Geschehen zurückzuführen ist – nehmen sich Psychotherapeuten um ein Drittel zu wichtig?

In der Prozessforschung hat man einmal in einer Studie sowohl Therapeutinnen und Therapeuten als auch Klienten und Klientinnen danach gefragt, wie sie den therapeutischen Prozess einschätzen und ob und wie erfolgreich die Therapie wohl sein werde. Es zeigte sich, dass die Klientinnen und Klienten die Wirkung und die Ergebnisse viel genauer einschätzten als die Therapierenden. Den Einfluss der Therapie beurteilten sie selbst höher als die Klienten und Klientinnen. Das ist natürlich nicht gerade ein schmeichelhaftes Ergebnis für unseren Berufsstand.

Ted Asay und Michael Lambert haben zudem bereits vor längerer Zeit nach der Sichtung zahlreicher Forschungsarbeiten betont, dass ein Anteil von rund 40 Prozent der Wirkung während einer Psychotherapie gar nicht auf die Therapie selbst zurückzuführen sei. Ich glaube aber dennoch nicht, dass wir uns zu wichtig nehmen. Allerdings sollten wir unsere Arbeit viel stärker kontextuell ausrichten. Ich habe selbst eine Studie im Bereich der Opferhilfe durchgeführt, in der sich zeigte, dass gerade schwer traumatisierte Personen besser von sozialtherapeutischer und lebenskontextbezogener Unterstützung profitierten als von einer Kurzzeitpsychotherapie. Psychotherapie in ihrer heutigen Form ist für bestimmte Personen einfach zu hochschwellig.

Aber ich will noch etwas hinzufügen: Es ist ja vielfach gar nicht möglich, eindeutig zu sagen, gewisse Veränderungen hätten nichts mit dem Therapiegeschehen zu tun. Die therapeutischen Einflüsse können sehr subtil und wissenschaftlich-empirisch – nach den momentan geltenden Kriterien – nicht nachweisbar sein. Empirisch nachweisbar aber ist auf jeden Fall, dass wir in der Psychotherapie zu wenig auf die sozialen Netzwerke der Klientinnen und Klienten eingehen. Wir müssen jene Personen im Umfeld sehen, die deren Leben positiv beeinflussen und diese sozialen Unterstützungsnetzwerke gezielt und fachgerecht in die Behandlung einbeziehen. Es genügt nicht, zu konstatieren, dass soziale Beziehungen »halt irgendwie auch wichtig« seien.

Würden wir die Arbeit mit Personen aus der sozialen Umgebung als eine unserer Kernaufgaben betrachten, wäre unser Angebot wirkungsvoller. Wir müssten uns also von dem Slogan verabschieden, soziale Interventionen gehörten nicht zur Psychotherapie. Man muss deshalb nicht immer Gruppen- oder Familientherapie betreiben, manchmal hilft schon eine Aufstellung im Therapiegespräch oder andere, zum Beispiel psychodramatische Methoden. Wir müssen mehr über wichtige soziale Beziehungen sprechen. Psychotherapie hatte auch mal einen sozialtherapeutischen, einen gemeindepsychologischen und sogar politischen Anspruch, dahin müssten wir wieder stärker zurückkommen, finde ich. Heiner Keupp hat immer wieder mit Recht betont, wie sehr »psychische Problemlagen in objektive gesellschaftliche Zusammenhänge eingebunden sind« und spricht von »Gesellschaftsblindheit« und »sozialer Amnesie« der Psychotherapie. Dem kann ich mich nur anschließen.

Heißt das auch, häufiger mal außerhalb des Therapiezimmers zu arbeiten?
Das ist nur eine Variante. Aus der Arbeit mit Jugendlichen und jungen Erwachsenen wissen wir, wie hilfreich es therapeutisch ist, sich mit diesen Menschen hinauszubewegen und ihnen flexible Möglichkeiten zu bieten, um einen Kontakt und eine helfende Beziehung aufzubauen. Man darf das Thema aber nicht auf eine rein räumliche Komponente verengen. Die Frage ist mehr, wie stark wir im therapeutischen Gespräch den sozialen Kontext überhaupt mitdenken. Wie begreife ich denn meine Klientinnen und Klienten? Es sind durch Interaktionen geprägte und gereifte Menschen. Aus diesen Kontexten heraus muss ich sie auch verstehen. Das bedeutet mehr als »einfach nur ein wenig zu netzwerken«. Erst dann, bei einem fachgerechten Einsatz von Netzwerkwissen und -kompetenz, wird sie auch wirksam. Dann wird zum Beispiel Netzwerkarbeit mit solchen Komponenten wie Größe,

Dichte, Reziprozität, emotionale, kognitive, materielle bzw. instrumentelle Unterstützung, Haupt- und Puffereffekte etc. bedeutsam und ein echtes Heilmittel.

Ein weiterer Schritt kann sein, Angehörige wie Eltern oder Partner oder auch Kinder mit ins Therapiegespräch einzuladen. Verhaltensauffälligkeiten, die wir oft individualisieren, entstehen in einem sozialen Kontext und haben in diesem Zusammenhang möglicherweise Funktionen. Entsprechend können wir positive Veränderungen auch nur in diesem mitgedachten Kontext entwickeln. Eine höhere Settingflexibilität täte uns schon gut, meine ich, aber dabei denke ich mehr an das, was man unter »aufsuchende Angebote« fasst. Es hat sich herausgestellt, dass Psychotherapie an vielen Stellen Klientinnen und Klienten nicht erreicht. Damit meine ich sowohl räumlich als auch inhaltlich. Viele geflüchtete Jugendliche zum Beispiel können sich eine Therapie für sich nicht vorstellen. Da braucht es andere Zugangswege und -möglichkeiten, die diesen jungen Menschen das Angebot im wahrsten Sinne des Wortes *nahebringen*.

Für solche erweiterten Angebote ist dann aber auch eine gute und vertrauensvolle Beziehungsgestaltung nötig.
Wer kontextgebunden arbeitet, musss sich auch auf das relationale Credo – wie es in der personzentrierten Therapie am eindeutigsten und längsten gepflegt wird – beziehen, also beziehungs- und sozialraumorientiert arbeiten. Ich kann gar nicht kontextorientiert arbeiten, wenn ich nicht die Bindungen und Beziehungen mitdenke und die Gewordenheit (auch Krank-Gewordenheit) des Klienten in sozialen, interaktionellen Beziehungen. In jüngerer Zeit beschäftigen sich genau damit viele Forschungsprojekte und fördern wichtige Erkenntnisse zutage, obwohl wir in der Psychotherapieforschung insgesamt noch viel zu wenig von dieser prozessorientierten und qualitativen Forschung haben – und leider auch nur wenig fördern. Wäre die Forschungslage anders, wüssten wir auch schon mehr darüber. Da ist noch viel zu tun, nicht zuletzt um die Bindungsforschung besser und konsequenter für die Therapie zu nutzen. Hier müssten große Förderungseinrichtungen sich umorientieren.

Helfen da auch die systemischen Betrachtungen weiter? Müsste man die stärker einbeziehen?
Ich glaube, dass diese Erkenntnisse bereits in der Arbeit vieler Therapeutinnen und Therapeuten Einzug gehalten haben. Ich selbst fühle mich hier am stärksten den humanistischen Prinzipien verpflichtet, in denen

sich insgesamt dem Gegenüber dialogisch und kontextuell angenähert wird. Aber letztlich haben das viele Therapierichtungen aufgenommen. Auch die Psychoanalyse ist »relational« geworden, die Verhaltenstherapie arbeitet viel stärker beziehungsorientiert als früher. Der systemische Ansatz hat allerdings den wichtigen Punkt eingebracht, dass wir uns permanent in »Konstellationen« befinden mit jeweils eigenen Dynamiken und dass wir diese sehen müssen, um positive Veränderungen anstoßen zu können. So können die Klientinnen und Klienten dann auch in der Psychotherapie an Begegnung wachsen, sie können »werden« und sich verändern.

Könnte das alles besser institutionalisiert werden? Müsste es eine gezielte strukturelle Verschaltung von Sozialer Arbeit und Psychotherapie geben?
Für mich ist soziale Arbeit eine sozialtherapeutische Profession. In Österreich beispielsweise haben folgerichtig alle sozialen Professionen Zugang zur psychotherapeutischen Ausbildung. Inter- und Multiprofessionalität halte ich auf jeden Fall für den besseren Weg. In Deutschland kennen – oder aktuell muss man ja angesichts der neuen Gesetzeslage sagen: kannten – wir diese Möglichkeiten, breitere therapeutische Leistungen anbieten zu können, zumindest schon mal für Jugendliche und junge Erwachsene. Es gibt längst mehr als genug Belege dafür, dass Chancen und Entwicklungsmöglichkeiten massiv vom sozialen Kontext der Menschen abhängen, dann müssten wir auch viel intensiver in diese Kontexte hineinarbeiten. Um gesellschaftliche Ungleichheiten auszugleichen helfen, sollten wir multiprofessionelle Leistungen anbieten, aber auch die Psychotherapie selbst darauf ausrichten. Die »Notwendigkeit der Gesellschaftsdiagnostik«, wie Keupp es ausgedrückt hat, wird immer sichtbarer.

Wenn sich helfende Berufe sehr weit in die sozialen Bezüge der Klienten hineinbegeben, droht aber schnell die Gefahr der »fürsorglichen Belagerung«.
Mit dieser Gradwanderung müssen wir uns immer beschäftigen. Wir müssen immer eine Balance finden von Nähe und Distanz oder auch von Fördern und Fordern. Das sind die Spannungsfelder unserer Arbeit. Die müssen wir stetig reflektieren. Das hat noch gar nichts mit verstärkter Beziehungsarbeit oder Bindungsorientierung zu tun. Wir bewegen uns immer zwischen den Polen Alleinlassen und Belagerung. Die Pädagogik

spricht hier von sogenannten Antinomien, die es zu reflektieren und situationsangemessen abzuwägen gilt.

Woran merkt man als Therapeut denn, wenn man sich zu weit hineingewagt hat ins Leben des Klienten? Was ist dann zu tun, wo liegt die Lösung?
Wir merken das in der Regel, wenn wir selbst ein ungutes Gefühl haben. Allerdings muss ich dieses Gefühl erst mal auch wahrnehmen und dann muss es mit einem entsprechenden Wissen verknüpft sein, sonst bleibe ich dem gegenüber hilflos und weiß gar nicht, was ich jetzt tun soll. Intuition allein hilft nicht. Intuition entfaltet sich nur fruchtbar vor einem breiten Wissens- und Erfahrungshintergrund, deshalb spreche ich auch gerne von strukturierter Intuition. Neben Wissen und Erfahrung brauchen wir aber auch stets Reflexion, also Inter- oder Supervision. Und schließlich ist es wichtig, dass wir transparent und offen auf die Klientinnen und Klienten zugehen und das Thema bzw. die Situation ansprechen. Manchmal muss man das sogar mit einer Entschuldigung beginnen. So ein Vorgehen kann die Beziehung dann auch stärken und es kann ein neuer Weg entstehen, den beide miteinander gehen. Wem das gelingt, macht aus einem Therapiefehler sogar einen Vertrauensgewinn, das haben Studien wie die der Donau-Universität zu Risiken und Chancen in der Psychotherapie gezeigt.

Es ist also nie zu spät, auf Klienten und Klientinnen zuzugehen, nicht mal wenn ich einen Fehler gemacht habe. Beziehung aufzunehmen bedeutet stets eine Chance auf eine Alternativerfahrung. Diese Wirkkraft sollten wir achten, fördern, erforschen und in der Praxis einsetzen, wo immer es geht.

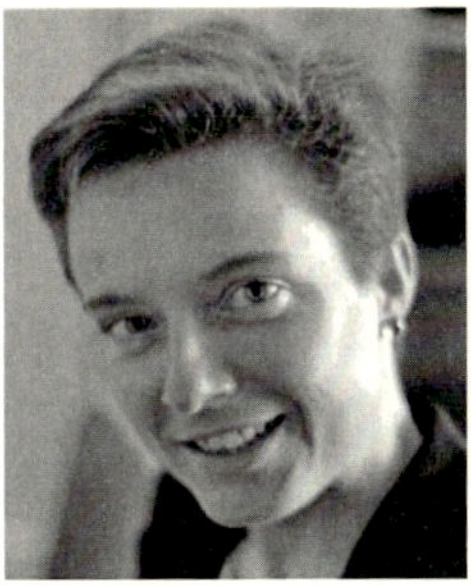

Silke B. Gahleitner, Prof. Dr. phil. habil., ist Professorin für Klinische Psychologie und Sozialarbeit an der Alice Salomon Hochschule in Berlin und unter anderem Autorin des Buches *Professionelle Beziehungsgestaltung in der psychosozialen Arbeit und Beratung.*

Stefan Weinmann: »Psychotherapeuten müssen raus aus ihren Therapiezimmern«

Psychische Erkrankungen werden im psychiatrischen Hilfesystem meist nur vereinseitigt behandelt, wenn sie ausschließlich als neurobiologische Fehlfunktionen angesehen werden, für die es Psychopharmaka zu verabreichen gibt. Aber auch im Arbeitsfeld der Psychotherapie wird so manches ausgeklammert.

Herr Dr. Weinmann, welche Selbsttäuschungen sehen Sie im Bereich der psychotherapeutischen Arbeit innerhalb und außerhalb der Psychiatrie?
Ich bin ein großer Verfechter der Psychotherapie gerade auch bei schweren psychischen Erkrankungen. Ich halte aber die zu enge Orientierung an den jeweiligen Konzepten der einzelnen Schulen für wenig zielführend. Viel wichtiger als die angenommenen »spezifischen« Wirkungen ist die therapeutische Beziehung. In der Psychotherapie muss es darum gehen, gemeinsam mit den Patienten ein Narrativ zu entwickeln, das sie selbst in ihrem Leben wieder stärkt. Dafür halte ich die Beziehungsgestaltung für sehr viel bedeutsamer als alle vermeintlich spezifischen Faktoren.

Außerdem ist die strenge dyadische Form der Psychotherapie nicht für alle schwer erkrankten Menschen sinnvoll, hier ist dringend eine Ausweitung in die breitere psychosoziale Arbeit nötig. Diese Personen brauchen ihr soziales Umfeld wie die Familie oder andere Bezugspersonen stärker als andere Menschen. Wir wissen doch, dass soziale Einflüsse parallel zur therapeutischen Zweierbeziehung eine enorme Bedeutung haben, aber wir arbeiten zu wenig aktiv damit. Jedes Netzwerkgespräch beispielweise, wie wir es aus dem Offenen Dialog kennen, hat therapeutische Elemente, schon allein dadurch, dass ein Raum für Austausch und Wertschätzung geschaffen wird.

Nun muss sich gerade die psychiatrische Arbeit immer wieder Kritik aus den Reihen der Psychotherapeuten gefallen lassen, weil bestimmte therapeutische Errungenschaften innerhalb der psychiatrischen Versorgung ignoriert würden.

Ja, das ist so. Wir haben in der Psychiatrie noch einen viel zu starken institutionszentrierten Blick. Die Art und Weise, wie wir in Deutschland Psychiatrie betreiben, beruht häufig noch auf veralteten Paradigmen: Wir sammeln Symptome und versuchen sie so in unsere vorgefertigten Diagnoseschemata einzupassen, dass der Patient zur Kategorie und Empfänger einer spezifischen Therapie wird. Diagnosen werden als natürliche Einheiten angesehen, die jeweils einem angenommenen Defizit im Gehirn entsprechen, das dann behandelt werden muss. So kommen wir in einen Korrekturmodus bei bestimmten schweren psychischen Auffälligkeiten, in dem das Medikament die Basis, das Sprechen nachgeordnet nur Überzeugungsarbeit und das soziale Umfeld lediglich *zu berücksichtigen* ist. Dabei erkranken häufig Systeme, nicht einzelne Menschen. Wir sind aber dennoch in unseren Bemühungen vorangekommen, wenn man etwa die Entwicklung der Psychosenpsychotherapie sieht. Bei psychotischen Personen gelingt Psychotherapie besser, wenn wir das Umfeld der Patienten von Anfang an einbeziehen. Psychotherapeuten müssen raus aus ihren Therapiezimmern, egal ob sie im stationären oder niedergelassenen Setting arbeiten.

Was leistet denn die stationäre Psychotherapie mit ihrer zeitlichen Begrenztheit überhaupt?
Das ist eingeschränkt, ganz klar. Wir können aber während eines Klinikaufenthalts Themen ansprechen, die später weitergeführt werden. Wir können Modelle von Wahrnehmung und Bewertung reflektieren und die Bedeutung von Symptomen ansprechen. Wir können Perspektivwechsel einüben. Bei schweren Zwangs- und Angsterkrankungen, Traumafolgestörungen oder Depressionen beispielsweise kann Psychotherapie auch in einer geeigneten Klinikumgebung einiges leisten. Bei Psychosen, bei Persönlichkeits- und bei bipolaren Störungen können wir stationär wichtige Anstöße geben. Die eigentlichen therapeutischen Prozesse müssen dann im sozialen Umfeld der Patienten und Patientinnen stattfinden.

Nun hakt es oft aber gerade bei diesen Übergängen von der Klinik in die ambulante Therapie.
Absolut. Die Kontexte sind einfach sehr verschieden: Die Institution mit ihren Rollenmodellen, Zwängen und ihrer Komm-Struktur ist genauso problematisch wie die Rundum-Versorgung. Die Klinik neigt dazu, den Patienten zu wenig zuzutrauen, zu fürsorglich zu sein und sie damit mehrfach zu entmündigen. Aus den Ausnahmezuständen, in denen wir die Patienten

bei Aufnahme häufig sehen, wird auf den gesamten Menschen geschlossen. Wenn sie mit einem Rückfall wieder aufgenommen werden, bestätigt es unsere pessimistische Sichtweise. Wenn sie sich erfolgreich, teilweise auch ohne Psychiatrie, aus ihrer Krise herausgearbeitet haben, sehen wir sie nicht wieder. Diese Erfolge bekommen wir aber nicht mit, wenn wir nur stationär arbeiten.

Und was können die niedergelassenen Therapeuten und Therapeutinnen ihrerseits tun, damit beide Systeme besser aufeinander abgestimmt sind?
Wir von der klinischen Seite wünschen uns schon lange eine höhere Bereitschaft, schwer psychisch Erkrankte ambulant zu behandeln. Die Niedergelassenen müssen stärker Teil der gemeindepsychiatrischen Versorgung werden. Viele Psychotherapeuten suchen sich ihre Patienten danach aus, wo sie sich einen therapeutischen Erfolg versprechen. Das ist verständlich, denn natürlich haben wir alle lieber Erfolge als Misserfolge, aber gerade diese Menschen brauchen viel Unterstützung. Hier ist der Bedarf an Psychotherapie besonders hoch. Außerdem wäre insgesamt ein stärkerer Austausch beider Systeme im kommunalen Raum sehr wichtig: Wo sind die Räume, in denen sich Niedergelassene und Kliniker treffen und in denen sie zusammenarbeiten? Wo sind die Teams, in denen Verantwortung geteilt wird? In dieser Richtung sehe ich wenig Bewegung in der Psychiatrie. Letztlich müsste dafür aber auch das Finanzierungssystem für die ambulante Arbeit verändert werden.

Sie sagen, alle Versuche, psychische Erkrankung medizinisch zu erklären, seien gescheitert und fordern einen stärker psychosozialen Blick auf die betroffenen Menschen – nun ist so mancher Psychotherapeut aber auch sehr froh darüber, dass es Medikamente gibt.
Das muss man trennen: Die rein biologischen Erklärungsversuche psychischer Störungen haben uns therapeutisch nicht weitergebracht, auch wenn wir inzwischen unglaublich viele neurobiologische Mechanismen beschreiben können, die bei der Verstärkung und Aufrechterhaltung von Störungen eine Rolle spielen. Daraus leitet sich aber überhaupt nicht ab, da läge ein Defizit im Gehirn vor, das nur chemisch ausgeglichen werden müsste und alles sei wieder gut. Das hat sich als völlig falsch erwiesen.

Die Nutzung von Medikamenten ist etwas anderes. Da sollten wir nicht schwarz-weiß denken. Medikamente können sehr hilfreich sein für bestimmte Patienten oder auch in eskalierenden Akutsituationen. Nur sollten wir auch hier keiner Illusion aufsitzen, nach der ein Medikament eine spezifische Wirkung bei einer konkreten psychischen Erkrankung habe. Psychopharmaka wirken unspezifisch und rufen Wirkungen hervor, die dann bei einer zu langen Gabe nicht selten zum Problem werden. Die aktuelle Debatte um das Reduzieren und Absetzen von Psychopharmaka zeigt, dass wir oft Geister rufen, die wir dann nicht mehr loswerden. Es ist und bleibt ein chemischer Eingriff ins Gehirn, der das Gehirn verändert. Und dieses steuert dagegen. Außerdem ist die Wirkung von Medikamenten ebenfalls sehr stark abhängig von einer guten Beziehungsgestaltung.

Wir müssen mit den Patienten den Einsatz der Medikamente abwägen. Möchte ein Erkrankter bei einer Medikamentengabe bleiben, auch wenn er über die möglichen Spätfolgen informiert ist, dann ist das eben so. Wenn er Medikamente reduzieren will aus einer Situation der Stabilität heraus, hat er ein Recht, darin begleitet zu werden. Sonst ist das Risiko selbstständigen und abrupten Absetzens, das auch der fehlenden Unterstützung zuzurechnen ist, groß. In jedem Fall sollte begleitend eine Psychotherapie stattfinden, denn viele Lebensprobleme von psychisch erkrankten Personen lösen Medikamente ja nicht.

Pharmakoforschung ist Industrieforschung. Diejenigen, die forschen, haben am Ende wirtschaftlich etwas von den Ergebnissen. Was wäre zu ändern?
Wir brauchen eine Fokusverlagerung in der Forschung, nämlich weg von der Symptomorientierung, hin zu den breiteren psychischen und psychosozialen Auswirkungen der Medikamentengabe. Psychiatrische Diagnosen haben ja etwas Willkürliches. Daran auch noch Pharmastudien auszurichten, die dann behaupten, sie könnten eine diagnosespezifische Wirkung nachweisen, ist natürlich problematisch. Das Bestreben, die Wirksamkeit von Pharmaka, die eine teure Entwicklungszeit hinter sich haben, durch eigene Studien nachzuweisen, ist immer interessegeleitet und kann nie unabhängig sein. Entsprechend werden dann auch Negativergebnisse gar nicht erst publiziert.

Wir brauchen unabhängige Forschung mit sozialen Ergebnisparametern wie Lebensqualität, Erwerbstätigkeit, soziale Teilhabe und soziale Beziehungen. Symptome allein erklären nicht, ob es einem besser geht oder nicht. Und dafür wiederum müssen wir viel stärker die Betroffenen einbeziehen, und zwar auch in Forschungskontexte, denn sie sind es, die uns sagen, was hilfreich ist und was nichts bringt. Erst so könnten wir Therapien besser individualisieren. Viele sogenannte Standardisierungen in der psychiatrischen Forschung erscheinen zwar sinnvoll, verengen aber den Einzelfall, führen zu Pseudogenauigkeit und helfen oft nicht weiter.

Wie reagieren denn die Klientinnen und Klienten darauf, wenn sich nun Fachleute hinstellen und zugeben, dass sie vieles gar nicht wirklich wissen, und Lösungen erst entstehen werden, wenn sich Therapeut und Klient gemeinsam auf den Weg machen?
Wir Therapeuten und Therapeutinnen müssen erst einmal selbst den Mut haben, nicht mehr so zu tun, als wüssten wir bei psychischen Erkrankungen, was genau zur Gesundung beiträgt. Meine Erfahrung ist, dass Professionalität und Unsicherheitstoleranz nicht unvereinbar sind. Vielmehr wird dies aufseiten der Patienten als sehr authentisch erlebt und wirkt vertrauensbildend. Manchmal ist es eben so, dass wir erst einmal Ungewissheiten teilen. Dieses Eingeständnis kann sogar sehr zu einer guten und vertrauensvollen Beziehung führen. Es ist gerade nicht vertrauensfördernd, wenn wir Erwartungen an Psychiatrie und Psychotherapie nicht einlösen können. Die vielfache Ablehnung des Hilfesystems ist doch kein Zufall. Die Patienten und Patientinnen merken die Diskrepanzen selbstverständlich, zumal wir Therapeuten ja auch nicht alle vom selben überzeugt sind.

Noch etwas ist dabei wichtig: Unsere therapeutischen Fertigkeiten in der Arbeit mit den Patienten haben wir oft nicht vorrangig aus Lehrbüchern oder aus randomisierten Studien, sondern sie resultieren aus praktischen Erfahrungen, aus der Interaktion mit den Betroffenen und aus unserer Offenheit und Empathiefähigkeit. Psychotherapeutische Techniken können erlernt werden, aber ihre Anwendung erklärt nur einen Teil der behandlungsbezogenen Varianz in den Verläufen.

Was empfehlen Sie Psychotherapeuten, wenn diese merken, dass der parallel behandelnde Medizinier mit einem rein biologischen Krankheitskonzept agiert?
Keine Seite sollte erst einmal für sich in Anspruch nehmen, allein recht zu haben. Ohne einen Austausch und ohne Kommunikation geht gar nichts. Beim einzelnen Patienten müssen wir auch nicht immer die eigenen theoretischen Hintergründe mitverhandeln oder ein stimmiges Krankheitsmodell erwarten. Viel wichtiger ist, dass ein Verhandlungsprozess gemeinsam mit dem Patienten erfolgt, der seine eigenen Präferenzen einbringen muss. Psychische Erkrankungen sind multikausal, dem müssen wir Rechnung tragen. Niemand sollte eine Deutungshoheit für sich in Anspruch nehmen, sondern alle sollten Bescheidenheit walten lassen.

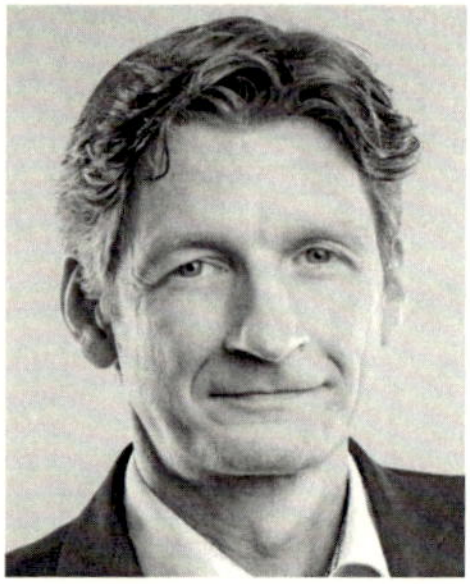

Stefan Weinmann, Dr. Dr., ist Oberarzt im Vivantes Klinikum am Urban in Berlin und Autor des Buches *Die Vermessung der Psychiatrie. Täuschung und Selbsttäuschung eines Fachgebiets*. Er ist außerdem Herausgeber eines Buchs zur stationsäquivalenten Behandlung: *Psychiatrische Kriseninterventionzu Hause*.

Ortswechsel

Klaus Obert: »Hausbesuche tragen zum Entstehen von Vertrauen bei«

Sollten Psychotherapeuten öfter mal ihre Klientinnen und Klienten in deren Wohnung aufsuchen, um zu sehen und zu erleben, wie sie wohnen, leben und sich in den eigenen Räumen verhalten? Die einen halten eine solche Forderung für überfällig, andere für völlig unangebracht.

Herr Dr. Obert, gerade aus psychiatrischen Kontexten kommt immer wieder die Forderung, auch niedergelassene Psychotherapeuten müssten öfter mal raus aus ihren Therapiezimmern. Was würde dadurch gewonnen?
Zunächst einmal muss festgehalten werden, dass wir an bestimmte psychisch erkrankte Menschen am besten durch ambulante aufsuchende Arbeit herankommen, weil für sie die Hemmschwellen, zum Beispiel hin zu einer Psychotherapie oder auch nur in die Beratungsstelle zu kommen, zu hoch sind. So gibt es immer wieder Menschen, die aus unterschiedlichen Gründen nur begrenzt überhaupt ihre Wohnung verlassen oder sich aus unterschiedlichen Gründen überhaupt schwertun, Hilfe anzunehmen und dann dafür auch noch die Wohnung zu verlassen. Über Hausbesuche können Kontakte zu Menschen erschlossen werden, die sonst nur schwer, wenn überhaupt, erreicht werden würden.

Eine andere wichtige Dimension besteht darin, jemanden in seiner Lebenswelt kennenzulernen. Dieses Erleben des anderen in seinen eigenen vier Wänden ist etwas völlig anderes, als wenn er über sein Leben spricht und uns im Therapiezimmer eine Beschreibung von seinem Alltag gibt. Wir erleben zu Hause bei den Betroffenen, wie sich dieser Mensch in seinem Umfeld verhält. Wir sehen die Wohnung und wie sich jemand in ihr eingerichtet hat. Wir können etwa nach der Bedeutung von Gegenständen fragen. Unser Bild von diesem Menschen wird umfassender. Im Therapiezimmer hingegen erfährt man, wie diese Person etwas berichtet. Das ist etwas Grundverschiedenes.

Ich möchte aber hinzufügen, dass Hausbesuche immer auch etwas Ambivalentes haben. Wir müssen darauf achten, nicht als übergriffig oder grenzverletzend erlebt zu werden. Kommen wir in eine fremde Wohnung, gibt der Bewohner sehr vieles von sich preis und kann so manches nicht mehr verbergen. Manche fühlen sich bei solchen Besuchen schutzloser, als wenn sie zum Termin in die therapeutische Praxis gehen. Selbst wenn ein solcher Termin also vorab ausführlich besprochen worden ist, kann ein Gefühl des Ausgeliefertseins auftreten.

Was bewirken Hausbesuche denn im positiven Fall hinsichtlich der Beziehungsgestaltung?
Die Beziehung kann viel tiefer werden. Voraussetzung dafür ist allerdings, dass wir uns dem anderen mit Respekt, Wertschätzung und Empathie nähern und so Schritt für Schritt Vertrauen aufbauen. Es darf aufseiten des Klienten eben nicht der Eindruck entstehen, dass wir jetzt auch noch seine Wohnung besetzen. Wenn wir die Regeln menschlicher Kommunikation und Höflichkeit beachten, zeigt sich: Hausbesuche tragen zum Entstehen von Vertrauen bei.

Aus der Therapieforschung ist bekannt, dass Erfolge während einer Psychotherapie zuweilen aus außertherapeutischen Gründen rühren, sich also im sonstigen Leben des Klienten entwickeln. Da scheinen Ressourcen am Werk, die im Therapiezimmer gar nicht wahrnehmbar sind.
In seinem eigenen Umfeld verhält sich jemand meistens viel »natürlicher«. Er bewegt sich in seinem ihm vertrauten Alltag. Und vor allem: Wir können direkter und konkreter nachfragen. Zum Beispiel sind wir vielleicht ganz überrascht, wie ordentlich und gut strukturiert jemand seine Wohnung »in Schuss« hat. Wir erleben vielleicht die Kontakte zu den vertrauten Nachbarn und stellen fest, dass da jemand sozial kompetenter ist, als wir ihn im Therapiezimmer erlebt haben, oder eben auch umgekehrt, welche Schwierigkeiten er seinem Umfeld bereitet. Vielleicht registrieren wir, wie hellhörig das Haus ist oder wie unwirtlich die Wohnumgebung – alles Mosaiksteine, um einen Menschen und sein Umfeld besser verstehen zu können.

Ich glaube, es hilft beim Ausgraben von Ressourcen und Bedürfnissen sehr, wenn man jemanden in seinen eigenen vier Wänden erlebt. Vielleicht stellt sich dann heraus, dass jemand durchaus noch mehr Möglichkeiten hat, selbst aktiv zu werden, um seine Probleme zu lösen, als es sich im Therapiegespräch dargestellt hatte.

Welche Grundfertigkeiten und Herangehensweisen muss man denn mitbringen, wenn man sich mal aufmacht zum Klienten?
Interessant ist erst einmal die Erfahrung, dass sich die Situation häufig anders darstellt, als wir sie uns vorgestellt haben, selbst wenn wir uns auf den Termin vorbereitet haben. Das kann im ersten Augenblick verunsichern.

Außerdem kann es Überraschungen geben. Vielleicht sitzt im Wohnzimmer ein Angehöriger oder ein Freund und möchte bei dem Gespräch dabei sein. Immer wieder mischt sich der Besucher mit seiner Sicht der Dinge ein. Dann müssen wir mit dem Betroffenen gemeinsam klären und entscheiden, ob wir das als hilfreich empfinden oder ob wir den Besucher doch bitten, zu gehen. Dies alles erfordert ein hohes Maß an Flexibilität. Wir können also nicht immer voraussetzen, dass wir wirklich das besprechen können, was wir uns vorgenommen hatten. Das macht solche Termine aber auch spannend und führt zu neuen Erkenntnissen und Handlungsmöglichkeiten.

Nötig ist zudem, dass wir unsere Empathie schärfen. Man muss sich klar darüber werden, dass wir jetzt in die Privatsphäre eines anderen »eindringen«. Wir brauchen ein hohes Maß an Respekt und Vorsicht, denn nun führen wir nicht nur ein therapeutisches Gespräch, sondern befinden uns in der Lebenswelt dieses anderen Menschen. Wir sind jetzt diejenigen, die einen Platz angeboten bekommen. Dies erfordert eine hohe Aufmerksamkeit dafür, die Grenzen des Gegenübers nicht zu übertreten.

Die berufliche Rolle des Therapeuten verändert sich damit.
Der Therapeut wird zum Gast und kann auch jederzeit aufgefordert werden, die Wohnung wieder zu verlassen. Entsprechend muss ich mich verhalten.

Nun kennen Psychotherapeuten das Vorgehen bei Expositionen. Aber ein Hausbesuch etwa bei einem psychotischen Klienten in der Wohnung ist natürlich etwas anderes.
Hier gilt es, noch achtsamer und vorsichtiger zu handeln. Wenn jemand Schwierigkeiten hat mit der Abgrenzung vom Außen, dann steigt das Risiko, dass sich der Betreffende plötzlich doch bedrängt fühlt, weil er sich noch schwerer abgrenzen kann. Er nimmt den Raum vielleicht noch mehr als Teil seiner selbst, als intimen Schutzraum für sich wahr. Solche Termine sollten dann nicht zu lange dauern, vielleicht nur eine Viertelstunde, und

zwar selbst dann, wenn der Besuchte sprudelnd loserzählt. Er hat sonst vielleicht nach dem Kontakt das Gefühl, zu viel von sich gezeigt und preisgegeben zu haben.

Wenn Menschen Schwierigkeiten damit haben, sich gegenüber der Außenwelt zu öffnen, müssen wir solche Haltungen und das Handeln unbedingt akzeptieren. Sinnvoll ist es vielleicht, den nächsten Termin nicht mit einem allzu großen Abstand zu vereinbaren. Aber jeder entwickelt bei Hausbesuchen mit der Zeit ein Gefühl dafür, was passt und ab wann es dem anderen zu viel wird.

Ich betreue zum Beispiel eine Klientin, die mir wörtlich zu verstehen gegeben hat: My home is my castle. So ist die Wohnung auch eingerichtet, und das habe ich zu respektieren. Die Wohnung ist vollgestellt mit einer Unzahl von Gegenständen vorrangig aus ihrer familiären Vergangenheit, die von besonderer Bedeutung für sie sind. Wenn auch die freie Bewegung in der Wohnung dadurch eingeschränkt ist, so besteht doch keine gesundheitsgefährdende Verwahrlosung. Ich muss der für sie wichtigen Gestaltung der Wohnung mit Respekt und Wertschätzung begegnen.

Was sind denn schwierige und wirklich riskante Situationen?
Vorsichtig sollte man grundsätzlich sein, wenn ein Klient noch nicht lange bekannt ist. Klar ist auch, dass eine Situation, bei der Selbst- oder Fremdgefährdung erwartet werden kann, immer riskant ist. Auf der Hut sollten wir außerdem sein, wenn sich jemand in einer akuten psychiatrischen Krise befindet, selbst wenn wir ihn schon länger als Klienten kennen und ihn einigermaßen einzuschätzen wissen. Dies gilt übrigens auch, wenn der letzte gemeinsame Termin schon länger zurückliegt.

Wir müssen in solchen Situationen unseren Gefühlen vertrauen, die ja letztlich auf einer Vielzahl von Erfahrungen beruhen. Wenn ich mich bedroht fühle, dann muss ich dieses Gefühl ernst nehmen. Ich muss spüren, wie es mir gerade geht. Und wir sollten das vor dem Klienten benennen und mit ihm darüber sprechen. In der Regel führt die Thematisierung unsicherer Gefühle zur Deeskalation der Situation.

In unsicheren Situationen, in denen ich selbst mich nicht wohlfühle, sorge ich persönlich immer dafür, in unmittelbarer Nähe zur Tür zu bleiben, denn wenn es kritisch zu werden scheint, sollten wir in der Lage sein, zu gehen. Allein das steigert schon unser Gefühl von Sicherheit. Übrigens gibt es Menschen, die immer ihre Wohnungstür abgeschlossen halten und sie auch gleich wieder abschließen, nachdem sie einen Besuch hereingelassen haben. Diese Menschen dürfen wir durchaus bitten, wieder aufzuschließen, etwa mit der Begründung, wir fühlten uns dann wohler.

Schwierig ist eine Situation natürlich auch immer dann, wenn wir eine akute Suizidalität wahrnehmen. Hier gelten alle fachlichen Regeln, die wir bei Suizidalität beachten müssen.

Kann ein niedergelassener Psychotherapeut beim Sozialpsychiatrischen Dienst anrufen und um Begleitung bitten?
Natürlich kann er das. Das passiert ja auch, wenn auch äußerst selten, da unsere Klientel kaum mal gleichzeitig in psychotherapeutischer Behandlung ist. Am besten ist natürlich, wenn ein solcher Besuch von Beginn an mit dem Klienten abgesprochen wird, denn dieser hat selbstverständlich auch das Recht, den Mitarbeiter des Sozialpsychiatrischen Dienstes *nicht* in die Wohnung zu lassen.

Wann sollte man denn frühzeitig den Termin abbrechen, selbst wenn es nicht darum geht, dass man sich bedroht fühlt?
Auf jeden Fall dann, wenn jemand so alkoholisiert ist, dass ein einigermaßen sachliches Gespräch gar nicht möglich ist. Das gilt ganz besonders, wenn der Alkohol dazu führt, dass die Person aggressiv auftritt. Dann sollte der Termin abgebrochen werden, indem die Alkoholisierung offen als Grund benannt, gleichzeitig aber ein neuer Termin vereinbart wird. Ähnlich ist es, wenn sich eine Situation eskalierend aufschaukelt. Wenn ich merke, dass ich eine Eskalation in der verbleibenden Zeit nicht mehr deeskalieren kann, ist ein neuer Termin ebenfalls sinnvoller, als das Gespräch fortzusetzen.

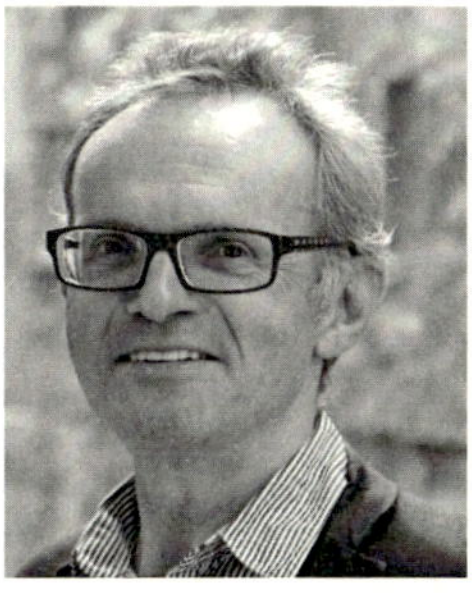

Klaus Obert, Dr., ist Diplom-Sozialpädagoge und ehemaliger Bereichsleiter für Sucht und Sozialpsychiatrische Hilfen im Caritasverband für Stuttgart e.V. sowie ehemaliger Sprecher des Gemeindepsychiatrischen Verbundes in Stuttgart. Er ist Mitautor des Buches *Aufsuchende psychiatrische Arbeit*.

Roland Voigtel: »All das sind Momente von Beziehung«

Manche Suchtstrukturen erscheinen zunächst als beinahe unveränderbar. Interventionen scheinen wirkungslos. Aber bei Süchten setzt der Veränderungsprozess oft erst spät ein.

Herr Dr. Voigtel, es gibt bei Suchtstrukturen ähnlich stabile Muster wie bei Persönlichkeitsstrukturen. Heißt das, etwa auch ähnlich konfrontativ arbeiten zu müssen?
Bei einer schweren Sucht geht es immer um eine starke Konfrontation. In der Entscheidungsphase der Therapie, in der es darum geht, ob ein Patient die Droge, sein bewährtes Schutzmittel gegen quälende Emotionen, wirklich loslassen kann und sich auf die Beziehung zum Therapeuten einlässt oder nicht, muss der Therapeut sehr »standfest« sein und auf ein längeres »Ringen« gefasst sein – ich will es mal so nennen. Vielleicht sage ich in dieser Phase zum Patienten an einer bestimmten Stelle: »Ich traue Ihnen zu, dass Sie den Alkohol loslassen können und sich nun den schwer erträglichen Affekten stellen.« Diese Affekte sind oft Angst, Wut oder auch Scham. In der Therapie sollte bis dahin so viel Vertrauen entstanden sein, dass er mir auch glaubt und sich genügend geschützt fühlt. Wenn das nicht gelingt über einen gewissen Zeitraum, dann muss man auch ehrlich sagen, dass die Therapie gescheitert ist.

Was steckt denn oft hinter diesen unerträglichen Affekten?
In Anlehnung an Sándor Radó nenne ich das die Initialverstimmungen. Diese Menschen fühlen eine grundlegende innere Qual, die sie meist selbst nicht richtig benennen können. Häufig hat das mit einem tiefen Gefühl von Verlassenheit und Unsicherheit zu tun. Hinzu kommen die Scham, nichts zu können und ein Nichts zu sein, sowie die Frage: Was soll ich überhaupt hier auf dieser Welt? Wir müssen uns sehr genau ansehen, woher dieses Grund-

gefühl kommt. Fast immer resultiert es aus einer frühen Beziehungskonstellation, in der das Kind das Gefühl hatte, für die Eltern eigentlich völlig uninteressant und wertlos zu sein. »Ob es mir gut geht oder schlecht, ist meinen Eltern eigentlich egal. Hauptsache, ich stehe nicht im Weg.« Aus solchen Konstellationen resultiert eine tiefe Selbstunsicherheit.

Später süchtig werdende Personen reagieren auf die fundamentale Verunsicherung damit, dass sie den anderen, also zunächst den Eltern, alle Verantwortung für sich übergeben. »Ich selbst will am besten gar nichts, tue nur, was die anderen von mir wollen, dann bin ich wenigstens pflegeleicht und werde dafür vielleicht ein bisschen geliebt.«

Diese Klientinnen und Klienten wirken oft fügsam, sind aber gleichzeitig bei therapeutischen Absprachen unzuverlässig.
Am Anfang. In der Anfangszeit müssen wir Therapeuten mit dieser Unzuverlässigkeit rechnen und sollten darauf nicht beleidigt reagieren – was uns unwillkürlich ja doch zuweilen passiert. Je mehr sich die Patienten und Patientinnen verstanden fühlen und wir gemeinsam in die therapeutische Arbeit gefunden haben, sind die Absprachen meistens kein Problem mehr. Das Problem mangelnder Absprachefähigkeit ist bei Aufenthalten in Kliniken größer, in der ambulanten Arbeit ist es geringer.

Die Patienten bleiben am Anfang in dem Modus: Gut, ich mache, was du von mir erwartest, ich antworte auf deine Fragen und ich sage das, wovon ich glaube, dass du es hören willst. Damit bleibt die Verantwortung zunächst beim Therapeuten. Aber das ändert sich nach und nach.

Man muss ja sehen, dass diese Menschen oft ganz schwer an ihre eigenen Gefühle herankommen. Der Therapeut ist dabei zunächst eher ein dirigierendes Objekt, ganz entsprechend der kindlichen Erfahrung eines dominanten, Fügsamkeit erwartenden Elternteils, aber der Unterschied muss sein, dass sich der Therapeut anders als die Eltern wirklich interessiert. Wenn ich mich dem Patienten interessiert zuwende, dann macht er die Erfahrung, dass er ja ganz offenbar doch etwas wert sein muss, und sein Selbstwertgefühl nimmt zu. Das macht es ihm dann möglich, sich auch stärker seinen Gefühlen, seinen Beziehungen und seiner Geschichte, die dann auch etwas wert sind, zuzuwenden und sie zu erkunden.

Und wenn nun ein Therapeut trotzdem mal beleidigt und zurückgewiesen reagiert, vielleicht weil es vor lauter Gefügigkeit gar nicht voranzugehen scheint?
Sich Zeit lassen. Im Rahmen der Ausbildung und der Supervision rate ich das

immer, gerade wenn die anfängliche Widerständigkeit oder auch die anschließend geradezu langweilige Gefügigkeit als ausbleibende Entwicklung gesehen werden. Irgendwann sieht man, dass sich tatsächlich doch etwas verändert hat.

Liegt hier eine große Gefahr für störende Gegenübertragungen?
Im Gekränktsein, ja. Manche Therapeuten versuchen eine Weile lang, einen Patienten zu verstehen, machen sich Gedanken, geben Deutungen, sprechen über die gemeinsame Beziehung und sind dann von der geringen Resonanz enttäuscht, fragen den Patienten mehr oder minder explizit, wieso er sich so wenig auf die Therapie einlässt, wo sie sich doch so viel Mühe mit ihm geben. Womöglich kann aber der Patient mit diesem empathischen Reden gar nichts anfangen, weil er ein solches Maß an Empathie zunächst gar nicht kennt, sondern einfach nur mit seinen überwältigenden Wut-, Angst- oder Schamaffekten beschäftigt ist.

Was ist, wenn der Klient berauscht in die Therapiestunde kommt? Es gibt offenbar auch die Situation, dass er dann plötzlich viel offener spricht als sonst. Das ist therapeutisch verlockend.
Bloß nicht! Der Patient befindet sich dann in einem anderen Modus. Man kann das manchmal nutzen, um zu erkennen, dass sich etwas bestätigt, was man ohnehin schon vermutet hatte, zum Beispiel, wenn plötzlich die Idealisierung von Mutter oder Vater zu bröckeln beginnt. Ich hatte mal einen Patienten, der betrunken in die Stunde kam, sich schwungvoll auf die Couch knallte und ankündigte: »Jetzt werde ich Ihnen mal erzählen, wie meine Mutter wirklich war!« Was er erzählte, war aufschlussreich, und er konnte sich anschließend durchaus daran erinnern, aber einen inneren Wert hatte das nicht, denn die dazugehörigen Gefühle waren wieder weg.

Sie haben ihn also nicht sofort wieder nach Hause geschickt?
Ich habe zunächst einmal nur angemerkt, dass der Patient berauscht sei und dies gegen die therapeutische Absprache verstieße, aber ich schaue dann doch immer erst, wie und was die Patientinnen und Patienten erzählen. Wenn das vorrangig Gelalle ist, schicke ich sie natürlich wieder weg. Trotzdem gibt es manchmal Situationen, da lasse ich sie erzählen, aber therapeutisch kommt meistens nicht viel dabei heraus.

Wenn ein Klient berauscht kommt, sagt das etwas über die Therapeut-Klient-Beziehung aus?

Vielleicht, dass da etwas Angst- oder Schambesetztes andrängt und der Patient es einerseits erzählen möchte, es andererseits aber kaum aushält und Zuflucht in der betrunkenen Verantwortungslosigkeit sucht. Wenn die Therapie gut läuft, dann merkt der Patient allerdings im Laufe der Zeit, dass er schmerzhafte Erinnerungen und Gefühle sehr wohl aushalten kann. Das kann sogar zu Stolz führen: »Ich kann das, ich halte das aus.« Dieses Aushalten gelingt dann zunehmend auch zwischen den Stunden im Alltag, wenn der Patient sich mehr und mehr mit der sowohl mitfühlenden als auch beobachtenden Haltung des Therapeuten identifiziert. Er fängt an, zu beobachten, wie er selbst etwas erlebt. Diese Distanz macht es leichter, starke Angst- oder Schamaffekte nüchtern zu ertragen.

Wofür muss der Therapeut als Person stehen?
Erst einmal muss er für Zuverlässigkeit stehen und für das menschliche Interesse am Patienten. Hier ist übrigens die traditionelle abstinente Haltung aus der Psychoanalyse nicht förderlich. Sie wirkt auf die Patienten wie die Gleichgültigkeit, die sie von zu Hause kennen. Mit ihrer Art, gerade zu Beginn einer Therapie vieles so zu erzählen, wie sie glauben, dass der Therapeut es hören will, und es als »problemlos« und »normal« darzustellen, gehen sie von einem desinteressierten Gegenüber aus und »verführen« den Therapeuten, ein solches zu sein. Hier muss man aktiver werden und beispielsweise auch mal bezweifeln, ob das so stimmt, wie der Patient etwas erzählt, oder Vorschläge für einen anderen Affekt machen als den problemlosen, den der Patient benannt hat. Zu der therapeutischen Aktivität kann es gehören, dass man sich über den Patienten ärgert und das auch sagt. Ebenso bei Freude. All das sind Momente von Beziehung, die der Patient so gar nicht kennt. Oder er bewertet solche Gefühle als völlig unbedeutend. Manche Patienten verfügen auch kaum über entsprechende Worte.

Und wenn Sie sich bei einem Klienten mal so richtig ratlos fühlen?
Ja, das kommt vor. Zuerst versuche ich dann herauszufinden, ob ich etwas übersehen habe. Oder frage nach, ob beim Patienten etwas passiert ist, was ich noch gar nicht weiß. Vielleicht verschweigt er mir auch etwas. Eventuell sage ich aber auch ganz offen: »Im Augenblick verstehe ich Sie nicht.« Manchmal stößt man dann gemeinsam auf etwas.

Wenn Sie mal das Gefühl beschleicht, die Beziehung vielleicht überstrapaziert zu haben, oder Sie waren therapeutisch zu schnell, was tun Sie dann?

Auf jeden Fall einen Schritt zurückgehen. Hatte der Patient einen Rückfall, muss neu besprochen werden, was er noch braucht, um abstinent bleiben zu können. Allerdings muss man auch den Mut haben, eine Therapie zu beenden, wenn es zwischen Therapeut und Patient nicht gut läuft. Vielleicht entscheidet sich ein Mensch doch weiterhin für seinen Alkohol als sofort wirkendes Allheilmittel oder ein anderer bleibt tief misstrauisch. Vielleicht passt der Zeitpunkt noch nicht und der Patient meldet sich später noch mal neu. Auch das gibt es. Es können auch mal zwei Jahre dazwischen liegen. Therapeutisch sollten wir nichts ausschließen.

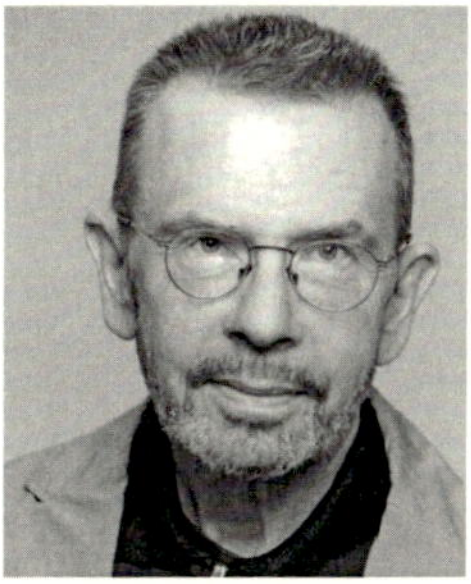

Roland Voigtel, Dr. phil., ist Psychologischer Psychotherapeut, Psychoanalytiker und Supervisor in eigener Praxis sowie Dozent, Supervisor und Lehrtherapeut für den Schwerpunkt »Tiefenpsychologie« an der Berliner Akademie für Psychotherapie. Er ist Autor der Bücher *Sucht* und *Der Sinn der Sucht*.

Narzisstische Menschen

Claas-Hinrich Lammers: »Neugierig auf narzisstische Patientinnen und Patienten«

Der therapeutische Umgang mit stark narzisstischen Patienten und Patientinnen ist zuweilen eine echte Herausforderung. Therapeutinnen und Therapeuten brauchen ein stabiles eigenes »Standing«, um die Beziehung zu halten.

Herr Prof. Lammers, sind narzisstische Klienten die typischen Koryphäen-Killer?
Ach … Ja und nein, denn alle persönlichkeitsgestörten Patienten sind das potenziell. Man meint immer, die sogenannten Cluster-C-Patienten seien einfacher, so vermeidend, dependent und zwanghaft sie sind, aber auch das gilt ja nur vordergründig. Die verhalten sich vielleicht eher angepasst, aber therapeutisch stellen auch sie oftmals eine Herausforderung dar. Bei narzisstischen Personen hängt das extrem vom Einzelfall ab. Bei manchen kann man innerhalb von ein paar Monaten ganz viel erreichen, dann wieder gibt es welche, da braucht es Jahre. Bei der therapeutischen Arbeit mit diesen Patienten und Patientinnen sollte man aber wissen, dass die Abbruchquote höher als bei anderen Patienten ist. Da hilft es auch nicht, eine »Koryphäe« zu sein, denn das liegt in der Natur der narzisstischen Störung begründet.

Aber was denn nun tun, wenn einem der Klient ständig vermittelt: Du kannst mir doch nicht im Mindesten das Wasser reichen?
Na ja, aber genau das gehört ja zum Störungsbild dazu. Manchmal höre ich von jungen Kollegen, dass da ein Patient immer »so kritisch« ihnen gegenüber sei. »Wenn der das nicht wäre, könnte ich ja gut mit dem arbeiten.« Aber das ist völlig normal bei diesem Störungsbild. Es wäre irrig zu hoffen, dass eine narzisstische Patientin in der Zusammenarbeit mit ihrer Therapeutin ihre narzisstischen Persönlichkeitszüge ablegen könnte. Wir sagen doch

bei Angstpatienten auch nicht, wir könnten gut mit denen arbeiten, wenn sie nur nicht so viele Ängste hätten. Außerdem ist diese Art der Problemaktualisierung in der therapeutischen Beziehung therapeutisch sehr sinnvoll und nutzbar, weil man das Problem damit doch gleich in der Therapiestunde hat. Also, solche narzisstischen Patientinnen und Patienten sollten für uns eine therapeutische Herausforderung sein, die es anzunehmen gilt.

Ich persönliche finde solche Herausforderungen einfach spannend. Man kann mit narzisstischen Personen wirklich konstruktiv arbeiten, wenn wir insbesondere die Beziehungsgestaltung gut hinbekommen. Und dann ist jede Kritik willkommen, da diese ein wichtiger Ansatzpunkt für therapeutische Interventionen ist!

Nun bringen auch Therapeuten ihre eigene Persönlichkeitsstruktur mit: Wer »kann« denn besonders schlecht mit dieser Patientengruppe?

Manchmal entsteht auf Therapeutenseite die Haltung, mit narzisstischen Personen nicht arbeiten zu können, weil man selbst mit denen nicht authentisch sein könne: »Das bin ich nicht und das sind nicht meine Patienten.« Aber das müssen wir lernen. Unser Arbeitsinstrument ist die Beziehungsgestaltung, und die kann man erlernen, so wie ein Chirurg auch sein Handwerk lernt. Eine Chirurgin würde es doch auch nicht ablehnen, eine Operationstechnik zu erlernen, mit der Begründung, dass ihr diese zu kompliziert sei. Natürlich fällt es jungen Therapeuten und Therapeutinnen eher schwer, mit narzisstischen Patienten zu arbeiten, genauso wie es eine junge Chirurgin überfordern würde, gleich mit sehr komplizierten Operationen anzufangen. Wer narzisstische Personen ablehnt, ist erst einmal nicht bereit, die passende Beziehungsgestaltung mit ihnen dazuzulernen. Aber die Kunst der Beziehungsgestaltung ist doch ein zu erlernendes Handwerk, wenn ich das einmal so ausdrücken darf.

Es ist aber richtig, dass wir für diese Personengruppe über ein gesundes Maß an Selbstbewusstsein und Selbstwertgefühl verfügen müssen. Auch das sollten sich junge Psychotherapeuten mit der Zeit und mit Unterstützung von Selbsterfahrung und Supervision aneignen können. Und wir dürfen nicht der Vorstellung anhängen, alles, was zum Therapieerfolg führt, hinge allein von uns ab. Für Computertechniker mag das stimmen, aber nicht für uns Therapeutinnen und Therapeuten. Die Veränderung selbst hängt nicht allein an uns. Deshalb gehört immer auch das Scheitern zu unserer Dienstleistung dazu. Bleiben wir doch trotzdem einfach neugierig auf narzisstische Patienten.

Was brauchen die Klienten und Klientinnen denn, um Distanz auch zum eigenen Verhalten zu entwickeln?
Vom Narzissmus heißt es immer, er sei eine ich-syntone Störung und deshalb so schwierig. Ich teile das nicht ganz, denn nach meiner Erfahrung wissen diese Personen oft durchaus, was mit ihnen los ist. Eine ganz andere Frage ist aber, ob sie es zugeben. Es handelt sich hier nicht um eine Ahnungslosigkeit, sondern oft darum, sich anderen gegenüber keine Blöße geben zu wollen, um sich nicht als irgendwie defizitär zu zeigen. Wenn wir das mal so betrachten, dann geht es um die Frage, ob die Patienten ihren Therapeutinnen vertrauen oder nicht. Und da wären wir wieder bei der passenden Beziehungsgestaltung. Für viele Patienten sind ihre Gefühle wie Scham und Angst oder Einsamkeit gar nicht verborgen, sie kennen die durchaus, aber es ist für sie extrem schwierig, das auch gegenüber anderen einzugestehen. Die Beziehungsgestaltung zielt deshalb gerade zu Anfang der Therapie darauf ab, dass sie sich angenommen und wertgeschätzt fühlen.

Nun ist Psychotherapie aber keine Wellnessveranstaltung. Sie müssen beispielsweise auch konfrontieren können.
Die Notwendigkeit einer Konfrontation bei der Behandlung narzisstischer Personen wird häufig propagiert und angesichts ihrer oftmals arroganten und egoistischen Verhaltensweisen kitzelt einem das natürlich in den Fingern. Aber sie zu konfrontieren ist sicherlich nicht der richtige Ansatz, um mit ihnen eine gute Beziehung aufzubauen und sie zum Mitmachen zu motivieren. Hierfür ist eine empathische Haltung viel wichtiger. Natürlich müssen wir diese Patientinnen und Patienten auch mal konfrontieren, allerdings muss man ganz besonders feinfühlig sein. Vor jeder Konfrontation sollte das Signal stehen, dass man den anderen schätzt und zu ihm steht, etwa in dem Sinne: Ich mag dich durchaus, du bist schon in Ordnung. Dann kann man auch mal konfrontieren. Dieses Vorgehen ist »empathische Konfrontation« genannt worden. Aber wichtiger als die Konfrontation ist zunächst das Verstehen des Patienten, das in der Regel leider zu kurz kommt.

Ich persönlich versuche immer auch, einen Teil des Erlebens und der Verhaltensweisen zu normalisieren. Das, was die Person erlebt, ist nachvollziehbar, einfühlbar und kommt auch unter gesunden Menschen vor. Daran anschließend kann man dann mit dem Aber kommen: »Das ist erst mal ganz normal, aber bei Ihnen ist es doch eine Nummer extremer.

Sie müssen auch sehen, wie sehr der andere unter Ihrem Verhalten leidet. Und genau da liegt das Problem.« Ich mache also deutlich, dass da vieles ganz normal ist, dass es aber einen gewissen Teil gibt, der einfach »zu viel« ist.

Wie heißt es dann, die Beziehung komplementär zu gestalten?
Es ist doch ein ganz normales Bedürfnis eines Menschen, von anderen gesehen und geschätzt zu werden. Zu diesem Bedürfnis müssen wir uns erst einmal bestätigend, das heißt komplementär verhalten. Wenn ein Therapeut plötzlich den Impuls spürt, jetzt endlich mal entschieden zu konfrontieren, weil die Patientin nun schon lange genug Bewunderung und Wertschätzung erhalten habe, dann verlässt er die therapeutische Position und wird »bestrafend«. Davor sollten wir uns hüten. Der erste Schritt muss immer die Suche danach sein, welches Bedürfnis des Patienten in der therapeutischen Situation wir befriedigen können. Ein Bedürfnis danach beispielsweise, »besonders« und wichtig zu sein, kann man doch anfangs durchaus befriedigen. Das bahnt einen vertrauensvollen Weg in die Therapie und schafft eine stabile Beziehung. Erst dann werden sich die Patienten uns gegenüber öffnen und uns Einblick in ihre verletzbare und bedürftige Seite geben.

Wenn sich nun aber eine Therapeutin permanent provoziert sieht, wie lange muss man noch verständnisvoll bleiben?
Ach, ich tue mich schwer, da etwas zu generalisieren. Es gibt in der bekannten Kontroverse von Empathie versus Konfrontation für mich keinen Widerspruch. Wer schwer gestörte Personen vor sich hat, die auch noch einen paranoiden Anteil mitbringen, da ist die Konfrontation oft die einzige Möglichkeit, mit denen in Kontakt zu kommen und zum Beispiel deren Aggressivität zu begegnen. Bei schwächeren Ausprägungen ist das so aber gar nicht nötig, und man kann und sollte sich eher empathisch verhalten.

Wir müssen uns bei Provokationen auch immer fragen, ob die etwas wirklich Übelwollendes an sich haben, etwas Abwertendes, Kränkendes, oder ob die Provokation eher etwas Spielerisches hat. Wenn es sich um eine etwas verquere Art handelt, Kontakt mit mir aufzunehmen, dann lasse ich das durchgehen und versuche meinerseits, das Spielerische aufzunehmen. Ist es aber eine deutliche Abwertung meiner Person, um mich kleinzumachen, würde ich empathisch konfrontativ vorgehen.

Welcher ist denn der größte therapeutische Lapsus mit dieser Patientengruppe?
Oh, da gibt es verschiedene. Ich glaube, der erste ist, dass man meint, deren Größen-Ich und die ganzen narzisstischen Verhaltensweisen ins Visier nehmen zu müssen und auf denen korrigierend herumzureiten. Etwa mit Sätzen wie: »Das können Sie nicht machen« oder »Das geht ja gar nicht, das müssen Sie auf jeden Fall verändern«. Die Korrektur des Größen-Ichs funktioniert viel besser, wenn man die dahinterliegenden adaptiven Bedürfnisse wie das Bedürfnis nach einer stabilen Beziehung herausarbeitet. Die widersprechen nämlich dem Größen-Ich.

Ein anderer Kardinalfehler ist, dass man diese Patienten spüren lässt, dass man sie eigentlich nicht mag. Wenn man das ganze narzisstische Verhalten einfach nur ablehnt, dann merken das diese Menschen natürlich sofort. Man muss narzisstische Patientinnen und Patienten auch irgendwie mögen. Schließlich haben wir einen leidenden Menschen vor uns und einen Menschen, der viele positive und liebenswerte Eigenschaften hat. Und warum sollten wir nicht auch dieses ganze Selbstdarstellerische mit einem Schmunzeln mögen? Wenn man diese Toleranz nicht von sich aus schon mitbringt, dann kann man das durchaus lernen.

Und für die Patienten ist es eher aversiv, wenn man ihnen zeigt, dass man immer nach einem bestimmten Muster arbeitet, dann gehen die ganz schnell in die Reaktanz, weil die eben nicht so sein wollen wie andere auch. Da verbietet sich ein immer gleiches Vorgehen. Wir brauchen für diese Personen ganz viel Flexibilität und Akzeptanz für ihre Wünsche.

Nehmen wir mal an, eine Therapeutin bemerkt, dass sie den ersten genannten Fehler gemacht hat, weil sie ihren Impuls, dem Patienten mal gehörig den Kopf zu waschen, nicht kontrollieren konnte – was ist dann zu tun?
Eine der größten zivilisatorischen Errungenschaften des Menschen ist doch seine Fähigkeit, sich zu entschuldigen. Viel schlimmer als ein Fehler, hat mal ein kluger Mensch gesagt, ist die Art, wie wir oft versuchen, ihn zu kaschieren. Auch eine therapeutische Beziehung ist eine Beziehung zwischen zwei Menschen. Wir machen alle Fehler. Und wir haben auch mal schlechte Tage. Einen Fehler in der Psychotherapie zuzugeben hat einen unglaublich positiven Effekt. Daran merken die

Patienten und Patientinnen zum Beispiel, dass der Therapeut sie ernst nimmt. Und noch etwas merken sie daran: Ja, man darf Fehler machen, sich auch mal falsch benehmen, ich muss ja gar nicht wie der Größte erscheinen und so tun, als sei ich fehlerlos. Das entlastet auch sie.

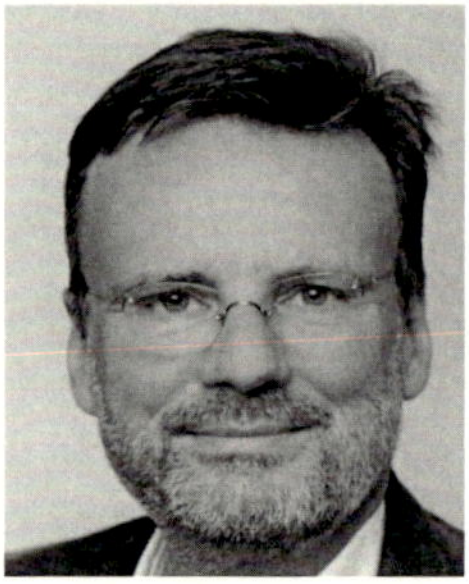

Claas-Hinrich Lammers, Prof. Dr. med., ist Psychiater und Klinikdirektor der Asklepios-Klinik in Hamburg-Ochsenzoll sowie Autor des Buches *Beziehungsgestaltung mit narzisstischen Menschen*.

Mentalisieren des Anderen

Ulrich Schultz-Venrath: »Affektfokussierte Fragen stellen, statt besserwisserische Antworten zu geben«

Viele Patienten haben große Schwierigkeiten, Befindlichkeiten und Wünsche anderer Menschen und von sich selbst angemessen wahrzunehmen. Therapeutisch kann das Schwerstarbeit sein. Ein mentalisierungsbasiertes Herangehen hilft.

Herr Prof. Schultz-Venrath, dass wir Menschen unsere Umwelt sehr subjektiv wahrnehmen, wissen wir spätestens seit dem Konstruktivismus – was kommt durch den Mentalisierungsansatz hinzu?
Das Mentalisierungsmodell weist einige Überschneidungen mit dem (kollektiven) Konstruktivismus auf, integriert aber als »work in progress« laufend neueste Erkenntnisse aus den Neurowissenschaften sowie aus der Bindungs- und Affektforschung, um zu erfassen, wie Menschen andere Menschen wahrnehmen oder eben auch nicht. Mir scheint das eine empirisch gut begründete differenzierte Erweiterung des konstruktivistischen Modells zu sein, das ursprünglich mehr der Kultur als der Natur verpflichtet ist.

Innere Befindlichkeiten können wir nur anhand äußerer Erscheinungen deuten – wie mentalisiert ein Mensch denn nun angemessen?
Vieles hängt davon ab, ob wir in jungen Jahren von primären Bindungspersonen hinreichend gut wahrgenommen und markiert gespiegelt worden sind, aber auch davon, ob die Eltern mentalisieren konnten. Nur wenn wir in der Lage sind, über die ständige Entwicklung von Repräsentanzen unsere eigenen körperlichen – und nicht nur mentalen – Zustände und die der anderen gut wahrzunehmen, können wir erfolgreich mentalisieren.

Psychische Störungen könnte man auch so verstehen, dass die betreffende Person für ihre eigene Wahrnehmung oder die der anderen über keine stabilen Repräsentanzen verfügt oder sogar noch keine entwickeln konnte. Insofern könnte man die Diagnostik psychischer Erkrankungen anhand der damit zusammenhängenden jeweiligen Einschränkungen des Mentalisierens neu sortieren, um daraus verbesserte Therapiemöglichkeiten abzuleiten.

Aber was genau nehmen wir denn am Körper des anderen wahr?
Die ersten Wahrnehmungen beginnen über die Sinne: über Geruch, Rhythmus oder die Prosodie der Stimme der primären Bindungspersonen. Schon Michael Balint hatte vor über sechzig Jahren kritisiert, dass die psychoanalytische Theorie mit ihrer Fixierung auf das Orale diese Ebenen verfehlt. Dabei spielen die Spiegelneurone, die imitatives Verhalten ermöglichen, eine besondere Rolle. Bei Säuglingen kann man schon in den ersten Tagen sehen, wie sie die Mimik ihres Gegenübers nachahmen. Über die Wiederholung solcher Mechanismen bilden sich erste – protomentale – innere Repräsentanzen sowohl für Affekte als auch für Selbst- und Objektstrukturen. Dadurch können wir uns selbst und andere besser in ihrer Körperlichkeit wahrnehmen.

Welche Vorteile bedeutet es für Psychotherapien, sich diese Prozesse genauer anzusehen?
Wir können uns dadurch besser in die Nöte der Patienten und Patientinnen einfühlen. Entscheidend sind aber die sogenannten Begegnungsmomente. Um neue Repräsentanzen im Patienten zu entwickeln, sollten Therapeutinnen und Therapeuten geistig und körperlich erst einmal präsent sein, statt mit Deutungen zu arbeiten. Wir sollten unsere Fähigkeiten verbessern, Patienten auf der körperlichen Ebene wahrzunehmen, um zu verstehen, wie sich daraus die psychischen Probleme entwickeln. In psychodynamischen Therapien wird wenig darüber publiziert, wie ein Patient auf die Deutung eines Therapeuten wirklich reagiert hat.

Eigene Reaktionen kann man am besten in Rollenspielen lernen, da unser Lernen dann erfahrungsbasiert ist. Ich halte das für die zukünftige Ausbildung von Psychotherapeuten für sehr wichtig, denn wir haben Paläste von Theorien, aber nur Einzimmerwohnungen für Interaktionstechniken. In Rollenspielen erfahren wir uns: Wie spreche ich, wie klingt meine Stimme beim Gegenüber, welche Körperhaltung nehme ich ein etc.? Gerade in kritischen Situationen ist dies für unsere Interaktionen wichtig. Deshalb sollten sich auch die Ausbilder mehr zeigen und sollten mehr Auskunft darüber geben, was wie gewirkt haben könnte, was misslungen ist oder wie sie therapeutisch wirklich arbeiten.

An was im Patienten sind Sie denn näher dran, wenn Sie mentalisierungsgestützt arbeiten?
Wir haben es in Psychotherapien mit Menschen zu tun, die uns mit einem »epistemischen Misstrauen« begegnen, wie es Peter Fonagy beschrieben hat. Bei ihnen dominiert aufgrund früher Entwicklungs- und Bindungsstörungen eher eine ängstlich-misstrauische Wahrnehmung des Therapeuten. Durch empathisches Evaluieren eines solchen Zustands sind wir besser in der Lage, Vertrauen herzustellen. Wir müssen wissen, was wir dafür tun können, damit sich uns ein Patient anvertraut, und worauf sein Misstrauen beruht.

Hilfreich ist, wenn wir nahe an der Sprache des Patienten bleiben. Wir greifen seine Wörter und seine Redewendungen fragend auf, verändern in unseren eigenen Wiedergaben dann aber Nuancen. Über diese diskrete Differenz wird Mentalisierung gefördert. Außerdem hilft es, die Asymmetrie zwischen beiden zu minimieren, um eine Synchronisierung zu erreichen. Dadurch begreifen Patienten eher, warum sie etwas so und nicht anders sehen.

Sind denn sicher gebundene Menschen grundsätzlich mentalisierungsfähiger?
Ja, das ist auch gut belegt. Allerdings finden wir in Psychotherapien gerade solche Menschen eher selten. Wir haben es überwiegend mit Menschen mit strukturellen Störungen zu tun, deren Fähigkeiten zum Mentalisieren sehr eingeschränkt sind. Darüber hinaus gibt es Hinweise darauf, dass auch nicht wenige Psychotherapeutinnen und -therapeuten nicht sicher gebunden sind, was bedeutet, dass sie in der Regel weniger spontan und mehr theorie- oder gar manualgeleitet arbeiten.

Übrigens scheint es mir kein Zufall zu sein, dass unsere gesellschaftliche Entwicklung solche Störungen fördert. Extrem rigide und radikale Verhaltensweisen sind psychopathologische Phänomene, die aus frühen Bindungsstörungen resultieren und einen Versuch darstellen, sich auf irgendeine Weise zu spüren. In Täterprofilen finden wir neben den frühen Bindungsstörungen häufig ein fragmentiertes Körper-Selbst, das in Psychotherapien vermutlich zu wenig adressiert wird.

Und bei denen können sie dann große Verbesserungen beobachten?
In einer Cochrane-Metaanalyse zu Borderline-Persönlichkeitsstörungen wurde jüngst belegt, dass MBT im Vergleich zu anderen Psychotherapieverfahren am nachhaltigsten wirkt. Für andere Störungen wie Depres-

sionen, somatoforme Belastungsstörungen oder Psychosen stehen solche eindrucksvollen Studien noch aus, aber erste Beobachtungen sind vielversprechend.

Sie haben es angesprochen: Psychotherapeuten müssen selbst mentalisieren können, und zwar auf einem hohen Niveau.
Die wichtigste Anforderung an kompetentes Therapieren scheint mir zu sein, dass wir mit dem Lernen nicht aufhören, am besten in Teams, in Inter- und Supervision, in Gruppen und eben möglichst oft mithilfe von Rollenspielen. Wir brauchen ein stetiges Austauschen darüber, wie man noch besser in bestimmten Therapiesituationen hätte fragen bzw. interagieren können. Was im Therapieprozess hat etwas mit uns selbst gemacht? Warum waren wir in der Situation blockiert? Und das alles muss in einer sehr kollegialen Offenheit geschehen.

Nun gibt es aber auch das Phänomen des Hypermentalisierens.
Ja, das findet man vor allem bei Personen mit antisozialen Persönlichkeitsstörungen, denen es etwa darum geht, sich ganz genau in den anderen hineinzuversetzen, um ihn zu betrügen oder hinters Licht führen zu können. Solche Menschen können sich selbst aber meistens sehr schlecht mentalisieren. Sie wissen gar nicht so ganz genau, was sie da wirklich anrichten.

Außerdem gibt es die Gruppe der histrionischen Personen, die alles im Sinne eines Psychojargons psychologisieren. Hier sollten Therapeutinnen und Therapeuten die Begrifflichkeiten, mit denen diese Menschen arbeiten, frech hinterfragen. Solche Patienten kommen manchmal in die Therapie und sagen als erstes: »Ich habe ein Über-Ich-Problem.« Als MBT-Therapeut und Psychoanalytiker würde ich ihn dann fragen: Können Sie mir bitte erklären, was ein »Über-Ich-Problem« ist?

Können denn therapeutische Interventionen auch die Mentalisierung hemmen?
Natürlich. Klassiker sind, wenn der Therapeut nur wiederholt, was der Patient gesagt hat, oder Zuschreibungen macht wie »Sie haben ein Trauma«. Oder: »Das ist Wut.« Völlig ungeeignet ist die Anweisung an solche Patientinnen und Patienten, sich einen sicheren Ort vorzustellen, was nur der nicht traumatisierte Therapeut vermag. Wir kennen nicht wenige Therapeutinnen, die ihr vermeintliches Wissen über das des Patienten stellen. Meistens tritt dann erst mal Schweigen ein und nicht etwa ein Mentalisie-

rungsprozess des Patienten. Gerade strukturell gestörte Menschen nehmen es dankbar an, wenn ein anderer ihnen eine Struktur gibt, die aber in der Regel nicht lange hält, weil sie nicht von ihm selbst entwickelt wurde. Ebenso wenig helfen Deutungen, denn Einsicht allein reicht nicht aus, um Veränderungen zu erzielen. Veränderungen können überwiegend durch affektgestützte Resonanzerfahrungen im therapeutischen Prozess gemacht werden. Wir müssen dazu affektfokussierte Fragen stellen, statt besserwisserische Antworten zu geben.

Wo liegen die Grenzen der Mentalisierungsbasierten Therapie? Therapien können bekanntlich immer auch scheitern.
Auch MBT ist kein Allheilmittel und weiterhin noch entwicklungsbedürftig. Es gibt Menschen, die zu uns kommen und aus der Patientenrolle nicht aussteigen können, etwa wenn ein hoher sekundärer Krankheitsgewinn mit ihr verbunden ist oder aber der Wunsch einer vorzeitigen Berentung oder eine Krankentagegeldversicherung die Gesundung verhindert.

Nehmen wir jene Patientinnen und Patienten, bei denen das Einfühlungsvermögen für andere sehr eingeschränkt ist und dies auch während der Therapie bestehen bleibt – was fällt Ihnen als Therapeut dann noch ein?
Diese Patienten sind ja gar nicht so selten. Die Kunst ist dann, sich selbst als Therapeut zur Verfügung zu stellen. Reagiert ein Patient etwa barsch und abwertend auf uns, können wir ihn fragen, ob er sich vorstellen kann, wie es uns selbst geht, wenn er so reagiert. Mentalisierungsbasiert zu arbeiten heißt eben auch, sich selbst zu zeigen. Nicht selten lässt sich auch etwas über Humor bewegen. Der Humor kann als Interventionstechnik sehr hilfreich sein, um einer etwaigen Emotionslosigkeit entgegenzuwirken.

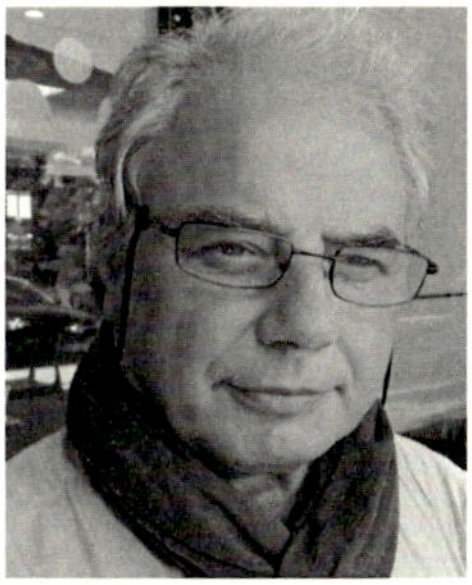

Ulrich Schultz-Venrath, Prof. Dr. med., war zwei Jahrzehnte Klinikleiter in Bergisch Gladbach und arbeitet heute als Einzel- und Gruppenpsychotherapeut in eigener Praxis in Köln. Er ist zusammen mit Yvonne Brandl Vorsitzender des Instituts für Gruppenanalyse und Mentalisieren in Gruppen (IGAM) sowie Vorstandsmitglied von MBT-D_A-CH. Zuletzt erschien von ihm unter anderem *Mentalisieren des Körpers*.

Timo Storck: »Der Köper ist eben nicht allein unser ›Werkzeug‹«

Wie denkt die Psyche über ihren Körper? Vielen Klientinnen und Klienten fällt es schwer, psychisches und körperliches Geschehen zusammenzubringen. Eine Integration beider Seiten ist gleichwohl notwendig.

Herr Prof. Storck, wir Menschen begreifen uns sehr stark von unserer psychischen Verfassung her, aber wie begreift die Psyche ihre eigene Leiblichkeit?
Sobald wir anfangen, solche Fragen zu stellen, merken wir, dass es kaum anders geht, als »zweigleisig« zu denken: den Körper und die Seele. Erst sprachlich wird beides getrennt und trennbar. »Leiblichkeit« beschreibt, dass »wir« immer auch unser Leib sind. Sowohl unsere nach innen als auch die nach außen gerichteten Wahrnehmungen sind ohne den Leib gar nicht denkbar. Wenn man so will, schauen wir ja immer aus uns heraus. Selbst wenn wir sagen, wir seien verliebt, hat das eine leibliche Komponente, wie alle unsere Gefühle. Der Leib ist das Mittel unseres Erlebens überhaupt. Solche Sätze zeigen die ganze Schwierigkeit, über »Psychisches« und »Körperliches« oder über »uns« nachzudenken, ohne Trennungen zu produzieren, die dem Erleben gegenüber sekundär sind.

Das Fühlen des Körpers ist zeit- und kulturabhängig – welche sind unsere heutigen Besonderheiten?
Na, vielleicht ist das ganz besonders das Erleben der eigenen Erschöpfung, insbesondere die chronische Erschöpfung, was uns klinisch heute oft begegnet. Da äußert sich auf einer körperlichen Ebene, dass jemand viel Kraft, viel Mühe aufwenden muss, um sein Leben zu meistern. Das kann an hohen körperlichen Belastungen liegen, aber auch an einem psychischen Aufwand, um Unliebsames unter Kontrolle zu behalten. Es kostet Kraft, etwas in sich unter Kontrolle zu behalten, mit dem man meint, nicht umgehen zu können.

Nun muss ein Klient ja nicht nur seinen Körper fühlen, er muss dieses Fühlen auch sprachlich angemessen ausdrücken können.
Ja, und das, obwohl Emotionalität erst einmal nicht schon sofort in einem sprachlichen und begrifflichen Rahmen stattfindet. Gleichzeitig transportieren wir unsere Emotionalität aber im Sprechen stets schon mit. Zuerst sollten wir schon mal darauf achten, wie die Sprache des Klienten klingt: Wirkt sie unlebendig, überhastet, blockiert?

Therapeutisch ist relevant, ob jemand eine innere Vorstellung davon hat, wie er sich gerade fühlt – einen Begriff für den eigenen Zustand. Spürt da jemand, dass er Angst hat oder Wut oder auch Vorfreude auf etwas? Im Fall einer Beeinträchtigung im eigenen leiblichen Erleben spürt jemand vielleicht lediglich, dass er innerlich von etwas *zu viel* hat, ein hohes Quantum. Da ist etwas, was ihn überflutet und was nicht reguliert werden kann, weil es keine Erlebnisqualität (mehr) hat.

Jetzt ist die Frage, ob er das benennen kann, um es mit anderen teilen zu können, zum Beispiel mit dem Therapeuten. Kann jemand überhaupt andere damit erreichen, meint er, sich anderen damit zumuten zu können? Dazu muss der Klient das Vertrauen haben, dass sein Gegenüber das aufnehmen kann. Diese Aufnahmefähigkeit ist eine therapeutische Qualität, aus der erst eine verbale Validierung folgen kann. Meist wird das mit Begriffen wie Resonanz, oder spezifischer psychoanalytisch: Containment, bezeichnet.

Nehmen wir einen der Klassiker, nämlich die chronischen Schmerzen, ohne dass medizinisch Ursachen dafür gefunden wurden: Womit haben wir es dabei zu tun?
Hier gibt es nicht den einen und einzigen zugrunde liegenden Prozess – somatisch oder psychisch. Es geht auch bei der »somatischen Belastung« um etwas, was mit psychischen Aspekten zu tun hat. Die Symptome sind dabei aber kein Merkmal einer »typischen Persönlichkeit«. Als Ausgangspunkt für eine Konzeptualisierung nützlich ist die Haltung, dass der Körper als störender auftritt. Er ist belastet und leidet, das Erleben ist gleichsam »entleiblicht«, es bleibt der physisch beschreibbare Körper übrig, als Austragungsort eines »Zuviel«. Damit spüren wir den Körper aber auch, und zwar insbesondere als eine Art Zeichen dafür, dass wir uns an einer Belastungsgrenze befinden.

Psychisch mitbedingte körperliche Schmerzen können Ausdruck einer radikalen Abgrenzung sein. Über den Schmerz bekommt der Körper eine

Kontur, und der Klient nimmt nun wahr, dass der Schmerz zu ihm gehört, dass sein Selbst von der Umwelt durch den Schmerz abgegrenzt und unterschieden ist. Das ist ein hoher Preis dafür, ein körperliches Selbst-Gefühl zu erlangen. Eine Psychotherapie versucht, hier »funktionalere« Wege möglich zu machen.

Wenn dieser Klient nun insgesamt seinen Körper als eher fremd erlebt: Fehlt da die Integration des Leiblichen in die eigene Selbstvorstellung?
Zunächst einmal ist ein Fremdheitserleben sogar naheliegend: Der Körper ist ja auch ein seltsames Gebilde, das manchmal »seinen eigenen Kopf« hat und nicht immer das macht, was es soll. Wir fragen uns dann, was da gerade in unserem Körper passiert. Wir erleben dabei Eigenheit, aber auch Fremdheit, denn der Köper ist eben nicht allein unser »Werkzeug«. Es tritt eine Differenzerfahrung auf. Dieser Spannungszustand kann in zwei Richtungen entgleiten: nämlich einerseits diese Fremdheitserfahrungen nicht aushalten zu können, sondern den Körper ganz unter Kontrolle bringen zu wollen und die Fremdheit so auszuschließen. Andererseits können Depersonalisationserfahrungen entstehen, die bis hin zu psychotischen Missempfindungen oder zur Dysmorphophobie reichen. Das wird dann eine radikale Fremdheitserfahrung: Es ist nur noch Fremdheit da, kein Gefühl der Eigenheit.

Manchmal ist uns das Auftreten körperlichen Reaktionen auch peinlich: Der Klient beginnt zu schwitzen, zu riechen, wird rot oder bricht in Tränen aus.
In Therapiesituationen müssen uns solche Reaktion »angehen«. Sie können zuerst etwas bedrängend wirken, aber sie berühren uns menschlich ja auch, mehr noch: Therapeutisch machen wir uns dafür empfänglich. Psychoanalytisch wird das eine »leibliche Gegenübertragung« genannt. Was erreicht mich in einer Therapiestunde? Solche körperlichen Reaktionen sind sehr eindrückliche Beispiele für den inneren Zustand des Klienten. Vielleicht erreicht uns in diesen Augenblicken gerade das, was der Klient die ganze Zeit über an Emotionalem »wegzudrücken« versucht hat, weil es nicht aushaltbar zu sein scheint. Dadurch kann viel Verbundenheit entstehen – und therapeutisches Verstehen, das der Veränderung dienen kann.

Empfehlen Sie auch mal begleitend körpertherapeutische Verfahren?
Na ja, im stationären Bereich ist es ja ein unverzichtbarer Bestandteil, dass auch Bewegungs- und Sportgruppen oder Körpertherapie angeboten

werden, und das nicht nur in der Depressionsbehandlung. Denken wir auch an Physiotherapie und Entspannungsverfahren. Niedergelassene Therapeuten sollten im Blick haben, in welcher körperlichen Verfassung ein Klient ist, und können auf Bewegungsangebote hinweisen, zumal damit oft auch verbunden wäre, unter Menschen zu kommen und soziale Kontakte zu pflegen. Das können schlicht Spaziergänge sein. Damit soll nicht gesagt werden, dass Bewegung und Begegnung schon alle psychischen Belastungen ausgleichen werden – aber Psychotherapie findet ja nicht losgelöst von einer gesundheitsfördernden Lebensgestaltung statt.

Nun gibt es auch jene Menschen, die ihr Wohlergehen sehr stark auf ihr körperliches Befinden beziehen, bis hin etwa dazu, dass es einer Person erst dann richtig gut gehe, wenn endlich die Nase operativ korrigiert ist.
Ich möchte hier gar nicht zu schematisch denken oder alle ästhetischen Operationen über einen Kamm scheren, aber man muss im Blick behalten, ob und wann eine äußere Veränderung wirklich das ist, was einen Leidenszustand oder eine Unzufriedenheit mit sich selbst mindern kann. Das kann auch all jene betreffen, die an einer psychischen oder psychosomatischen Erkrankung leiden und hoffen, dass alles gut wird, wenn erst mal das richtige Medikament für sie gefunden worden ist. Hilfreich scheint mir, dass wir uns Belastungen und Erkrankungen vorstellen als unterbrochene Verbindung zwischen einer psychischen und einer somatischen Erlebnisebene. Dann würde es weniger um »Korrekturen« gehen, sondern um die Frage, wie jemand zu einer guten »psychosomatischen Selbst-Verbindung« gelangen kann – so eigenartig der Begriff auch klingen mag.

Nehmen wir an, in der Therapie sitzt ein Industriemechatroniker vor Ihnen, der seinen Körper immer mit einer Maschine oder einem Motor vergleicht und eine entsprechende Reparatur auch vom Hilfesystem erwartet – was tun?
So einen Vergleich finden wir bei Akademikern ja nicht unbedingt seltener! Da würde ich erst einmal mit einer Aufklärung darüber beginnen, welche Ziele in einer Psychotherapie möglich sind und wie der Weg dahin aussehen kann. Dabei muss man sich darüber verständigen, was die jeweiligen Therapiemodelle sind und was die gemeinsamen Ziele sein können. Es wäre therapeutisch sehr arrogant, würde man nicht die Modelle miteinander abgleichen, sondern einem Klienten schlicht »vorsetzen«, welche Veränderung er anstreben soll und auf welchem Weg.

Anschließend würde ich mit Fragen danach fortfahren, wodurch sich ein Körper von einer Maschine unterscheidet. Damit wäre man bei den Gefühlen, möglicherweise wäre man auch schon beim Thema der Gefühlsunterdrückung. Ich glaube, dass sich schnell deutlich machen ließe, dass das Maschinenmodell beim Körper nicht wirklich aufgeht. Das gilt erst recht dann, wenn wir über die Partnerbeziehung sprechen oder über Konflikte am Arbeitsplatz. Die Maschine ist ja nur eine Metapher, die man als solche infrage stellen kann.

Wir müssen ja sehen, dass Menschen mit psychisch mitbedingten somatischen Beschwerden, die zu uns in Psychotherapien kommen, oft schon eine lange Belastungs- und oft auch eine Krankheitsphase hinter sich haben. Das medizinische Modell ist dann an seine Grenzen gestoßen, hat eben nicht alles »beheben« können. Es gibt auch keinen therapeutischen Zaubertrick, deshalb reichen oft Kurzzeittherapien nicht, um das Problem mal eben aus der Welt zu räumen. Versteht man somatische Symptome auch als Ausdruck des Erlebens von Gefühlen und Beziehungen, braucht es eine gewisse Zeit der verstehenden Arbeit mit Gefühlen in der therapeutischen Beziehung.

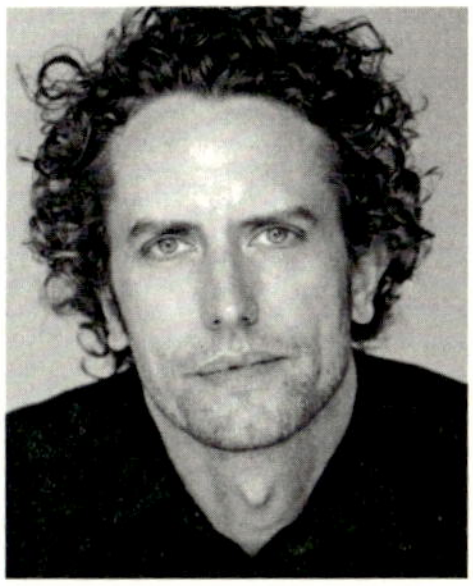

Timo Storck, Prof. Dr. phil., ist Psychologischer Psychotherapeut und Psychoanalytiker sowie Professor für Klinische Psychologie und Psychotherapie an der Psychologischen Hochschule in Berlin. Zuletzt sind von ihm die Titel *Körpergefühl* (zusammen mit Felix Brauner) sowie *Psychoanalytische Konzepte in der Psychosenbehandlung* (zusammen mit Daniel Stegemann) erschienen.

Dissoziationen

Wolfgang Wöller: »Bei schweren dissoziativen Störungen finden wir sogar ein gespaltenes Persönlichkeitssystem«

Fehlgeschlagene psychische Integrationsversuche: Dissoziationen haben in der Kindheit meist wichtige Funktionen erfüllt, im Erwachsenenalter allerdings werden sie sukzessive dysfunktional. Der Alltag wird zusehends brüchiger.

Herr Dr. Wöller, was ist eine Dissoziation? Oder anders gefragt: Woran lässt sich erkennen, ob ein Klient dissoziiert?
Eine Dissoziation ist eine Unterbrechung psychischer Prozesse, und zwar mit der Folge, dass koordinierte Abläufe nicht mehr möglich sind. Das kann alle Gebiete betreffen: die Verarbeitung sinnlicher Wahrnehmungen, die Gedächtnisleistung oder auch körperliche Abläufe. Ja, woran erkennen wir das? Nehmen wir das Gedächtnis, dann zeigt sich bei manchen Patienten, dass sie sich plötzlich an bestimmte Dinge nicht mehr erinnern können. Das kann sich auf einen längeren Zeitraum beziehen, manchmal auch auf mehrere Jahre des eigenen Lebens, oder es kann sich nur um ein momentanes Wegdriften handeln.

Andere dissoziative Phänomene betreffen körperliche Funktionen. Es gibt etwa dissoziative Lähmungserscheinungen, Sensibilitätsstörungen, psychogene Anfälle oder Störungen der Sinnesorgane wie Blindheit oder Taubheit, die organisch nicht erklärbar sind.

Auf was verweisen Dissoziationen denn?
Das ist erst einmal unspezifisch. Wir finden Dissoziationen auch im normalpsychologischen Erleben. Wer sehr stark auf eine bestimmte Handlung konzentriert ist, nimmt seine Umwelt kaum noch wahr. Oder es gibt so ein Wegdämmern, etwa bei langen Autofahrten. Bei pathologischen dissoziativen Störungen diagnostizieren wir jedoch mitunter erhebliche Einschränkungen seelischer oder körperlicher Art, darunter die erwähnten

Gedächtnisstörungen oder Depersonalisationen und Derealisationen, bei denen man die eigene Person oder die Umwelt als verändert erlebt.

Bei den schweren Dissoziationen finden wir sogar ein gespaltenes Persönlichkeitssystem mit nicht integrierten Persönlichkeitsanteilen. Bei ausgeprägten Gedächtnislücken, bei denen sich jemand nicht mehr erinnert, was er über mehrere Stunden hinweg getan hat, muss man davon ausgehen, dass während dieser Zeit ein anderer Persönlichkeitsanteil die Führung übernommen hat. Jedenfalls gibt es ein sehr breites Spektrum von Normalität bis zu schwerster Pathologie.

Was haben Dissoziationen noch mit der realen außerpsychischen Realität zu tun?

Bei allen schweren Dissoziationen haben wir es in der Regel mit Traumatisierungen durch physische Gewalt, sexuellen Missbrauch oder emotionale Gewalt in Kindheit und Jugend, seltener auch im Erwachsenenalter zu tun. Allerschwerste Traumatisierungen und Misshandlungen grausamster Art finden wir bei der Dissoziativen Identitätsstörung.

Welches Problem löst die Psyche denn mit Dissoziationen?

Wir müssen uns das bei den schweren Störungen so vorstellen: Ein Kind, das in einem beziehungstraumatischen Umfeld aufwächst und Eltern hat, die misshandelnd mit ihm umgehen, hat gar keine andere Wahl, als trotzdem das Bild von den guten Eltern aufrechtzuerhalten. Das allerdings ist nicht einfach integrierbar. Dabei ist eine Dissoziation ein hoch funktionaler Mechanismus. Dieser Mechanismus bleibt von da ab psychisch verfügbar. Aspekte, die eigentlich nicht zusammenpassen, werden abgespalten. So erhält sich dieser Mechanismus bis ins Erwachsenenalter. Wenn die Personen dann mit stressbelasteten Ereignissen konfrontiert sind, setzt der Mechanismus abermals ein, weil er sich psychisch verselbstständigt hat. Man kann sagen, dass das, was unter den schwierigen kindlichen Bedingungen hoch funktional war, im Erwachsenenalter zunehmend dysfunktional wird und die Alltagsbewältigung stört.

Das geht bis hin zu Selbstschädigungen.

Selbstschädigungen können aus unterschiedlichen Gründen auftreten. Patientinnen und Patienten mit traumatischen Erfahrungen greifen auf selbstschädigende Verhaltensweisen, insbesondere auf Selbstverletzungen zurück, um extrem negative Stimmungslagen oder quälende Zustände der

Depersonalisation zu lindern oder zu beenden. Zu selbstschädigenden Handlungen kann es jedoch auch kommen, wenn ein aggressiver und destruktiver Persönlichkeitsanteil abgespalten war und unter bestimmten auslösenden Bedingungen in den Vordergrund tritt.

Abgespaltene destruktive Persönlichkeitsanteile sind meist mit der Normenwelt der Täter identifiziert. So kommt es nicht selten vor, dass einer Patientin, die in der Kindheit sexuell missbraucht wurde, vom Täter ein Schweigegebot auferlegt wurde. Wenn sie dennoch gegenüber einer anderen Person von dem früheren Missbrauch erzählt, kann ein täteridentifizierter destruktiver Persönlichkeitsanteil aktiviert werden, der die Patientin dazu bringt, sich durch eine selbstschädigende Handlung, vor allem durch Selbstverletzung, dafür zu bestrafen. Gerade in dissoziativen Zuständen, bei denen jemand keinen ausreichenden Kontakt zur äußeren Realität hat, kann es zu solchen Handlungen kommen.

Und wie gelingt eine bessere Integration dieser destruktiven Anteile?
Man muss hier natürlich unterscheiden, welche Art von Dissoziation wir klinisch vor uns haben. Bei den leichteren Formen kann man mit den Patienten trainieren, Änderungen ihrer Bewusstseinslage frühzeitig zu erkennen, um dann, statt wegzudriften, entschlossen im Hier und Jetzt zu bleiben. Die schwerere Aufgabe ist es, abgespaltene Persönlichkeitsanteile zu integrieren. Das ist eine mühevolle und auch therapeutisch langfriste Angelegenheit, die mit Kurzzeittherapien nicht zu realisieren ist. Die Integration gelingt nur langsam und allmählich. Man muss mit den Patienten erarbeiten, welche Funktion das Abspalten unter traumatischen Lebensumständen hatte. Alle Persönlichkeitsanteile, und seien sie noch so destruktiv, hatten einmal eine sinnvolle Aufgabe im Dienst des Überlebens. Das muss man verstehen, um auch die destruktiven Anteile zu einer konstruktiven Mitarbeit in der Therapie zu bewegen. Das ist oft ein langer Prozess, der aber sehr lohnend sein kann.

Muss man denn manchmal auch mit nicht integrierten Anteilen leben können, auch als Therapeut?
Ja, das muss man so sagen. Die vollständige Integration abgespaltener Anteile ist vielfach, gerade bei schwersten Störungen, ein Ideal, das man oft nicht erreicht. Es kann aber schon viel gewonnen sein, wenn die Betroffenen lernen, besser mit diesen Persönlichkeitswechseln umzugehen und stabil ihren Alltag zu bewältigen.

Diese Personen können beispielsweise lernen, wie sie ihre sehr belastenden emotionalen Zustände besser regulieren und wie sie besser erkennen können, wann in ihrem Alltag Gefühle der Ohnmacht, der Verzweiflung oder auch des Alleingelassenseins die Oberhand gewinnen, die ihren Ursprung nicht in aktuellen Situationen, sondern in der traumatischen Vergangenheit haben. Traumatherapeutisch gilt es ja als ganz wichtig, dass die Patientinnen und Patienten zu unterscheiden lernen, welche Anteile ihrer gefühlshaften Reaktionen eher zur Gegenwart und welche eher zur traumatischen Vergangenheit gehören. Die therapeutischen Aktivitäten zur Verbesserung der Emotionsregulierung und -differenzierung werden gerne unter den Begriff der Stabilisierung subsumiert, doch ist dieser Begriff viel zu blass, um all das abzubilden, was therapeutisch zu geschehen hat. Das eigentliche Integrieren abgespaltener Anteile wird man erst nach und nach in Angriff nehmen können.

Wenn Therapeuten nun gerade auf die abgespaltenen destruktiven Anteile der Klienten anspringen, wo liegen da die Tücken?
Bei diesen Patienten müssen sich Therapeutinnen und Therapeuten darauf einstellen, dass sich die Gegenübertragung komplett ändert, wenn es zu einem Wechsel der Persönlichkeitsanteile kommt. Solange ein kooperativer, alltagsbezogener Persönlichkeitsanteil die Führung innehat, ist die Gegenübertragung in der Regel unkompliziert. Wenn nun aber durch einen bestimmten Auslöser ein Wechsel hin zu einem destruktiven Anteil eintritt, dann wird der Patient möglicherweise der Therapie und den Therapeuten gegenüber misstrauisch werden, er wird ihn entwerten, ihm drohen oder ihn unter Druck setzen – oder er kann zu selbstschädigenden oder suizidalen Handlungen neigen. Jetzt wird die Gegenübertragung eine völlig andere: Der Therapeut wird sich vielleicht ohnmächtig fühlen, oder er kann ärgerlich werden und Impulse entwickeln, dem Patienten Vorwürfe machen oder sich innerlich zurückziehen. Die Herausforderung besteht darin, mit den wechselnden Gefühlen und Impulsen, die in der Gegenübertragung auftreten, professionell umzugehen.

Wie gelingt es auch bei schweren Störungen, den Klientinnen und Klienten die Fähigkeit zum Dissoziationsstopp zu vermitteln?
Das kann man ganz praktisch erarbeiten. Das Grundprinzip heißt, die Aufmerksamkeit wegzulenken von den negativen inneren Prozessen hin zu äußeren Gegebenheiten, die man mit den Sinnesorganen erfahren kann. Man

kann Eiswürfel nutzen oder einen Igelball. Man kann die Patienten bitten, bestimmte Dinge ganz konzentriert anzusehen oder auch zu hören. Durch diese Orientierungsmaßnahmen können die Patienten lernen, aus dissoziativen Zuständen wieder herauszukommen, um den Kontakt mit der aktuellen Realität herzustellen. Diese Möglichkeiten sollten wir unbedingt therapeutisch vermitteln, und zwar auch deshalb, weil therapeutische Sitzungen ihren Wert verlieren, wenn die Patienten die halbe Zeit wegdissoziiert sind. Neigen Patienten dazu, dann muss man sehr strukturiert mit ihnen daran arbeiten, im Hier und Jetzt zu bleiben, um überhaupt der Psychotherapie weiter folgen zu können. Das ist unerlässlich.

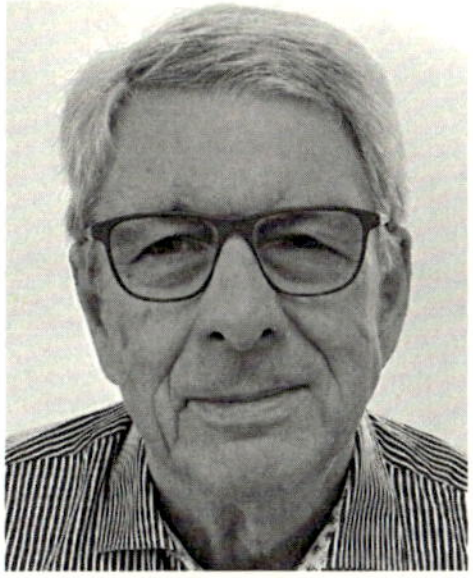

Wolfgang Wöller, PD Dr. med., ist Psychoanalytiker und Facharzt für Psychosomatische Medizin und Psychotherapie sowie für Neurologie und Psychiatrie. Von ihm erschienen ist das Buch *Dissoziation*.

Ewald Rahn: »Vieles in der Borderlineerkrankung basiert auf Resignation«

Menschen mit instabiler Emotionsbewältigung brauchen eine klare und eindeutige therapeutische Beziehungsgestaltung. Doch genau die ist bei dieser Klientengruppe mit Borderlineerkrankung für Therapeuten nicht immer leicht zu gewährleisten. Resignation kann sich auf beiden Seiten einstellen.

Herr Dr. Rahn, es gab eine Zeit, da schreckte die Ankündigung, eine Borderlinerin müsse aufgenommen werden, ganze Stationen auf – diese Zeiten sind vorbei, oder?
Nein, nicht wirklich. Die Versorgung von Borderlinekranken hat sich bundesweit sicherlich verbessert, aber vor allem in der Akut- und Notfallbehandlung gibt es noch sehr viele Ressentiments. Die spezifischen Angebote sind erhöht, verbessert und ausgebaut worden, allerdings gibt es immer noch Regionen, in denen die Betroffenen stationär nicht gut versorgt werden können. Und stationäre Unterbringungen sind, trotz ambulanter psychotherapeutischer Begleitung, in vielen Fällen doch manchmal nötig.

Der individuelle Kenntnisstand von Therapeutinnen und Therapeuten zur Borderline-Persönlichkeitsstörung hat aber sicherlich im Vergleich zu vor zwanzig Jahren zugenommen. Das heißt allerdings noch nicht, dass auch schon die nötige Haltung zu diesen Personen entwickelt wäre.

Das Borderline-Persönlichkeitsmuster hält für Therapeuten einige Herausforderungen bereit. Wer mit einer emotional hoch instabilen Person zu tun hat, muss beispielsweise selbst emotional sehr stabil bleiben können.
Ja, ein Therapeut muss zuversichtlich und sicher reagieren können. Aber was ebenfalls sehr wichtig ist, das sind die eigenen Grenzen. Wer dieser Personengruppe mit einem überzogenen Hilfeanspruch begegnet, scheitert irgendwann. Das betrifft stationäre Angebote, aber auch jede Psycho-

therapie. Da ist es sehr wichtig, die Grenzen des eigenen Hilfeangebots zu erkennen und auch zu benennen.

Diese emotional sehr instabilen Menschen bringen oft das Problem mit, dass kaum noch ein soziales Netz besteht, weil ihre Umwelt mit Unverständnis auf das Verhalten reagiert. Diesen Mangel an psychosozialer Eingebundenheit im Lebensalltag bringen die Betroffenen mit in die therapeutische Hilfe. Sie empfinden eine große innere Leere und fühlen sich einsam. Das Bedürfnis, dass das anders werden soll, wird dann stark ins Hilfesystem hineingetragen. Aber genau das übersteigt weiterhin die Möglichkeiten der professionellen Hilfe. Wer jetzt dennoch glaubt, aus dem Hilfesystem heraus umfassend ein soziales Netz für die Betroffenen herstellen zu können, erkennt die Grenzen seiner eigenen Leistung nicht.

Hier müssten stattdessen unterschiedliche Angebote verknüpft sowie Schnittstellen zu anderen Angeboten genutzt werden.
Ja, aber die Schnittstellen in der psychiatrischen und psychotherapeutischen Hilfe sind in Deutschland nicht gut entwickelt. Wir haben ein zu gegliedertes und zu wenig verbundenes Hilfesystem. Das macht auch den niedergelassenen Kolleginnen und Kollegen große Probleme, weil sie unglaublich viel im Einzelkontakt bearbeiten müssen.

Die niedergelassenen Therapeuten bemängeln oft, sie würden zu wenig oder viel zu spät seitens der Kliniken informiert, wenn es zu stationären Aufenthalten gekommen ist.
Ja, sicher. Wir müssen zukünftig viel besser kooperieren. Übrigens müssen wir uns dafür gar nicht immer einig sein, zumal sowieso alle unterschiedliche Aufgaben übernehmen. Wir müssen uns jedoch um eine gemeinsame Sprache dafür bemühen, um was es geht und was wir tun können. Das wäre für alle Beteiligten erleichternd. Dieses Miteinander würde auch dem Gefühl vorbeugen, dass man selbst therapeutisch nicht gut genug gewesen ist, dass man gescheitert ist.

Gerade Borderlinekranke brauchen sehr komplexe Leistungen, bei denen unterschiedliche Elemente kombiniert werden und ineinandergreifen müssen. Stattdessen geraten die Niedergelassenen in eine Lage, die sie selbst manchmal gar nicht bewältigen können. Aus meiner Sicht müssten viel mehr integrierte Verbünde geschaffen werden, damit die Betroffenen nicht all ihre Wünsche und Erwartungen auf diese eine helfende Person projizieren, denn das ist in der Regel eine Überforderung.

Die Ausbalancierung von Nähe und Distanz ist dabei ein großes Thema. Diese emotional sehr bedürftigen Menschen machen immer wieder Einladungen zu mehr Nähe, als es die professionelle Beziehung eigentlich erlaubt.
Ja, weil sie natürlich nach zwischenmenschlicher Nähe suchen, wie jeder andere Mensch auch. Deshalb ist es so wichtig, andere Angebote miteinander zu vernetzen, damit diesen Personen geholfen werden kann, sich nach und nach ein soziales Netz aufzubauen. Der einzelne Helfer kann das nicht leisten. Um also nicht völlig überfordert zu werden, braucht es diese Ausgewogenheit von Nähe und Distanz. Dazu gehört auch, genau auszuhandeln, was in der jeweiligen Helferbeziehung stattfinden kann und was nicht. In einer therapeutischen Beziehung können nicht alle zwischenmenschlichen Bedürfnisse befriedigt werden.

Viele Borderlinekranke haben zum Beispiel am Wochenende große Probleme mit dem Gefühl der inneren Leere, das sie nicht aushalten. Wir erleben es in der Klinik immer wieder, dass diese Personen dann lieber in die Klinik kommen, weil sie dort aufgehoben sind und dort andere Menschen auf sie aufpassen, damit es nicht zu Selbstverletzungen oder sogar zu suizidalen Handlungen kommt. Wird dieser Aufenthalt nun wieder beendet, fühlen sie sich regelrecht weggeschickt, denn das übergeordnete Problem ist natürlich weiterhin nicht gelöst. Bei Helferinnen und Helfern macht das schnell den Eindruck, diese Patienten seien anspruchsvoll und würden das Umfeld manipulieren, um eine Entlassung zu verhindern. Derartige Missverständnisse und Fehlinterpretationen machen die Beziehungsgestaltung schwierig.

Daraus resultiert oft das Phänomen, dass Therapeuten und Therapeutinnen einmal idealisiert und ein anderes Mal abgrundtief abgewertet werden. Solche emotionalen Schwankungen halten wir Menschen generell nur schwer aus.
Wenn man die Problematik verstanden hat, kann man das besser aushalten. Es gibt dafür zwei Gründe: Zum einen spielen die Schwierigkeiten bei der emotionalen Regulation eine Rolle. Es entsteht eine Unsicherheit darüber, wie zuverlässig ein anderer wirklich ist, also auch ein Therapeut. Um das Misstrauen zu beschwichtigen, muten diese Menschen den anderen viel zu, auch Helfern. Die Frage, die sie sich stellen, ist immer: Ist das zuverlässig, was der andere sagt? Gibt der Therapeut mir Sicherheit? Das ist dann das, was wir im Alltag »Tests« nennen. Das erleben manche Helfende als extrem unangenehm und auch abwertend.

Der zweite Punkt sind die großen Schwankungen im erlebten Stressniveau. Ist eine Person mit Borderlineverhalten auf einem niedrigen Stressniveau, bekommt man als Helfer das Gefühl, dass das eine sehr gute Zusammenarbeit wird. Erlebt man diesen Menschen bei extrem hohem Stress, ist man völlig verunsichert, weil plötzlich ganz andere Verhaltensweisen in den Vordergrund treten. Auch Therapeuten fragen sich dann ihrerseits, was denn nun »eigentlich« stimmt, wie der andere ist. Mit diesen Schwankungen tun sich viele schwer.

Wenn nun wirklich therapiegefährdendes Verhalten auftritt, wie bleibt man hilfreich?

Therapiegefährdendes Verhalten geht nicht einseitig nur vom Patienten aus. Therapeuten müssen sorgfältig, kritisch und ehrlich auf ihre eigenen Reaktionen und Emotionen achten. Kommen dann Irritationen auf, müssen diese sofort angesprochen werden. Das gehört zum Beziehungsvertrag. Es geht ja um eine emotionale Störung, deshalb geht es auch auf beiden Seiten verstärkt um Emotionen und um einen ehrlichen Umgang mit ihnen.

Wer dann merkt, seine eigenen Grenzen nicht halten zu können, und seine Angebote überdehnt, riskiert aufgrund seines eigenen Verhaltens als Therapeut die Gefährdung der Beziehung. Dann verliert man meist die Grundlage der Zusammenarbeit. Es geht ja nicht vorrangig um das bloße Einhalten von Regeln, sondern um die Absicherung der Zusammenarbeit.

Nun kann der Therapeut dabei natürlich an den Punkt kommen, dass er sagt, er könne nicht mehr weiterhelfen. Ein solches Scheitern räumt niemand gerne ein.

Na ja, an so einem Punkt ist es dann eigentlich schon zu spät. Dann sollte man von sich aus die Therapie beenden bzw. an einen Kollegen übergeben. Eine Fortführung der Therapie ist nicht mehr sinnvoll. Es darf nicht darum gehen, dass Therapeuten von Anfang an Ausschlusskriterien für die Patientinnen und Patienten aufstellen, sondern es müssen Kriterien dafür entwickelt werden, wie die Zusammenarbeit gesichert werden kann. Das ist eine Frage der therapeutischen Haltung. Wir müssen darüber reden, was beide Seiten für eine gute Zusammenarbeit brauchen.

Es gibt in diesen Therapien immer wieder auch ein Zurückfallen in schädigende Verhaltensmuster, das gehört zum Störungsbild dazu – wie bleibt man dennoch hoffnungsfroh und ressourcenorientiert?

Ich bin immer wieder Menschen begegnet, die riesige Probleme hatten, es aber am Ende schafften, in eine gewisse Normalität zurückzufinden. Das waren für mich ganz wichtige Erfahrungen. Die Verhaltensweisen von Menschen mit instabiler Emotionalität wie beim Borderlinemuster müssen wir als Selbstheilungsversuche betrachten, so schrecklich und dysfunktional sie oft sein mögen. Dieses Verhalten können die Menschen erst aufgeben, wenn sie eine wirkungsvolle Alternative haben. Vieles in der Borderlineerkrankung basiert auf Resignation und gerade diese dürfen wir nicht noch bestätigen.

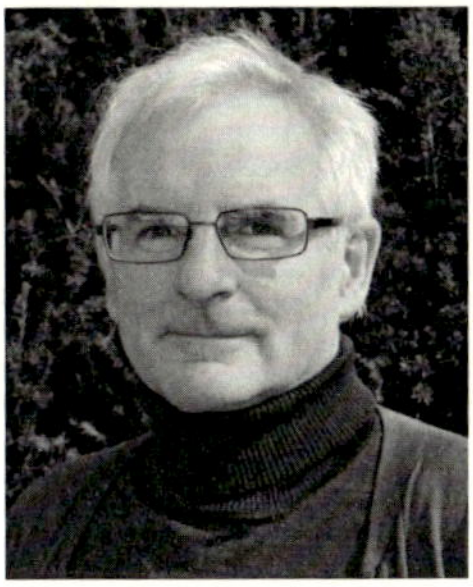

Ewald Rahn, Dr. med., ist Arzt für Nervenheilkunde, Facharzt für Psychosomatische Medizin und Psychotherapie und war Ärztlicher Direktor der LWL-Kliniken Lippstadt und Warstein. Von ihm stammt das Buch *Menschen mit Borderline begleiten*.

Tobias Teismann: »Präventiv sein, ohne hellsehen zu können«

Klientensuizide gehören zu den schrecklichsten beruflichen Erfahrungen von Therapeutinnen und Therapeuten. Manchmal deutet sich vorher die Suizidalität nicht im Mindesten an. Umso wichtiger ist die hohe Aufmerksamkeit fürs Thema.

Herr Dr. Teismann, Suizidalität ist keine Krankheit, sondern …
… ein maximaler Krisenzustand. Suizidalität ist immer Ausdruck des schwerwiegendsten Krisenzustandes, in den ein Mensch geraten kann.

Es heißt, unter anderem bei der WHO, dass die Suizidraten weltweit sinken, haben Sie eine Erklärung dafür?
Weltweit betrachtet ist das offenbar so, das darf aber nicht darüber hinwegtäuschen, dass es in einigen Ländern gegenläufige Tendenzen gibt, in den USA zum Beispiel. Den größten Rückgang der Suizidalität verzeichnet China, was möglicherweise mit dem gehobenen Wohlstand und der zunehmenden finanziellen Absicherung zu tun hat. Solche Effekte scheinen generell eine große Rolle zu spielen. In Deutschland bleiben die Zahlen seit einem Jahrzehnt konstant, vor vierzig Jahren waren sie bei uns noch doppelt so hoch. Für Deutschland ist das insofern beachtenswert, als in diesem Zeitraum die Wende in der DDR lag, die natürlich potenziell für viele Menschen hohe Risikofaktoren für Suizidalität beinhaltet hat. Man sieht also, dass letztlich das Bedingungsgefüge für suizidale Handlungen sehr komplex ist.

Im Rahmen von Prävention wird für wichtig gehalten: die Entstigmatisierung psychischer Erkrankungen, daraus resultierend ein verbessertes Hilfesuchverhalten, Krisentelefone und Anlaufstellen. Was außerdem nicht übersehen werden darf, ist die Beschränkung des Zugangs zu letalen Mitteln wie durch die Hausgasentgiftung, Katalysatoren in Autos, strikte

Regelung für die Herausgabe tendenziell letaler Medikamente, Sicherung hoher Gebäude. Solche Maßnahmen machen zumindest impulsive Suizidhandlungen schwerer durchführbar.

Gleichzeitig wird aber auch verkündet, wir hätten einen weltweiten Anstieg an Depressionen.

Auch das müssen wir differenzierter betrachten. Das Ansteigen absoluter Zahlen hat natürlich auch mit dem Anwachsen der Weltbevölkerung zu tun. Bei Studien mit validen Stichproben finden wir in Deutschland keine Zunahme depressiver Störungen. Was wir finden, ist eine gehäufte Diagnostizierung der Depression, was damit zu tun haben kann, dass Menschen heute eher zugeben, depressiv zu sein, und dass die Diagnose schneller vergeben wird. Ein Teil dieser Personen würde sich aber nicht als depressiv erkrankt herausstellen, wenn man eine umfassende Diagnostik vornehmen würde.

Zum Zusammenhang von Suizidalität und Depressivität muss man zudem sagen, dass der nicht so eng ist, wie wir gerne annehmen. Ein großer Teil suizidaler Menschen ist nicht depressiv. Und von den Depressiven ist nur der geringste Teil suizidal, in etwa zwei bis sechs Prozent.

Welche Anzeichen von Suizidalität werden in Psychotherapien denn am häufigsten übersehen?

Lassen Sie mich vorwegsagen, dass ich inzwischen relativ desillusioniert bin, was die Möglichkeit einer bedeutungsvollen Risikoabschätzung bei suizidalen Patientinnen und Patienten angeht. Ich glaube, wir müssen ehrlich mit uns sein, denn unser diagnostisches Können ist für solche Prognosen nicht wirklich gut geeignet. Wir können da weniger anbieten, als wir vielfach glauben. Letztlich ist es ein altbekanntes Faktum, dass sich seltene Ereignisse nicht sicher vorhersagen lassen – und das gilt eben auch für suizidale Handlungen.

Hinzu kommt, dass zwar jeder Psychotherapeut und jede Psychotherapeutin in ihrer Berufslaufbahn mit Suiziden konfrontiert ist, dass die Zahlen aber eben doch gering sind. Wir erleben das zum Glück nicht oft und können dementsprechend nur wenig Erfahrungswissen bilden. So etwas wie Intuition kann sich daher nicht wirklich entwickeln. Und schlussendlich können wir natürlich keine Schutzmaßnahmen treffen, wenn ein Klient uns nicht an seinen Suizidüberlegungen teilhaben lässt.

Suizidale Stimmungslagen haben zudem eine hohe Fluktuation, das heißt, in der therapeutischen Sitzung ist der Druck vielleicht gar nicht hoch, aber zwei Stunden später ist er wieder da. Deshalb gibt es ja diese Fälle, in denen trotz der gezielten Abklärung die Suizidalität nicht sichtbar wurde.

Trotzdem scheint es etwas zu geben, was vielleicht zu selten beachtet wird, nämlich wenn suizidale Personen in einen agitierten Zustand geraten. Wenn ich etwa weiß, dass eine Person suizidale Phasen hat, und die kommt und berichtet, dass sie starke Albträume hat, nicht mehr schlafen kann, unter Ängsten leidet, und sie schildert das, als wäre sie in der Situation wie gefangen, dann sollten wir hellhörig werden. Solchen Übererregungszuständen sollten wir uns aufmerksam zuwenden, auch dann, wenn die Person auf Nachfrage sagt, sie habe keine Suizidgedanken.

Auch wenn sich die Prognose schwer stellen lässt, was ist denn trotzdem präventiv wirksam?
Ja, wichtig zu sehen ist: Auch wenn Prädiktion nicht möglich ist, so ist Prävention gut möglich. Wir können präventiv sein, ohne hellsehen zu können. Im konkreten Fall heißt das, zu potenziell letalen Mitteln muss der Zugang erschwert werden, etwa zu entsprechenden Medikamenten oder zu bestimmten Orten. Was sich als sehr hilfreich gezeigt hat, sind Kontaktinterventionen, das heißt, auch in Zeiten zwischen Terminen medial in Kontakt zu bleiben: telefonisch, per E-Mail etc. Das gilt vor allem nach Klinikentlassungen. Beziehungsangebote sind wichtig.

Psychotherapie ist präventiv dann gut, wenn sie sich der Suizidalität explizit zuwendet, wenn ein gemeinsames Verständnis davon entwickelt wird, wie Suizidalität individuell »funktioniert«, und dann passgenau Strategien erarbeitet und erprobt werden, um einer suizidalen Eskalation entgegenzuwirken. Beispielsweise indem ein individueller Notfallplan erarbeitet wird. Hilfreich ist weiterhin, in suizidalen Phasen die Abstände zwischen den Sitzungen geringzuhalten, also lieber zweimal pro Woche als alle vierzehn Tage. Auch der Einbezug von Bezugspersonen ist wichtig, wie es in der Kinder- und Jugendtherapie natürlich immer gemacht wird.

Was heißt dieses Kontaktangebot konkret in der therapeutischen Situation?
Wir müssen sehen, dass in den Lebensgeschichten vieler suizidaler Menschen massive zwischenmenschliche Enttäuschungen zu finden sind. Diesen Erfahrungen müssen wir entgegentreten. Wir sollten uns daher nicht scheuen, stärker in die Beziehung zu gehen, als wir es bei anderen Klientinnen und

Klienten tun würden; wenngleich das natürlich immer angepasst sein muss an das, was der Klient oder die Klientin in der Beziehungsgestaltung braucht. Wir sollten deutlich signalisieren: »Ich bin bei Ihnen, ich unterstütze Sie in dieser Krise, wir arbeiten gemeinsam als Duo.« Dazu gehört eben auch, mal von sich zu berichten, um klarzumachen, dass uns an dem Menschen liegt und wir bereit sind, eine enge Beziehung anzubieten. Stärker in die Beziehung zu investieren hilft meines Erachtens mehr, als es schadet.

Wenn man die Sorge hat, dass die Person zu stark von der Beziehung zur Therapeutin abhängig wird, dann kann im Anschluss an die suizidale Krise immer noch daran gearbeitet werden, dass dieser Mensch wieder autonomer wird.

Die Suizidalität gemeinsam anzugehen kommt natürlich da an seine Grenze, wo der Klient wenig durchblicken lässt.

Ja, der Klient muss offen zu uns sein. Es gibt inzwischen einen empirisch recht gut abgesicherten Ansatz, in dem empfohlen wird, sich auch mal neben die Klienten und Klientinnen zu setzen und anhand eines Fragebogens die Suizidalität zu besprechen. Natürlich setzt das immer voraus, dass die Personen mitgehen und das auch wollen. Für diese Art von Partnerschaftlichkeit muss so mancher Klient natürlich erst einmal gewonnen werden.

Und wenn wir den Eindruck haben, jemand lässt uns gar nicht wirklich an sich heran, wir uns fragen, warum die Person überhaupt zu uns in eine Therapie gekommen ist, müssen wir sorgfältig prüfen, welches Angebot wir machen können und Hypothesen darüber bilden, warum jemand schweigsam vor uns sitzt: Mancher hat vielleicht Angst, sofort in die Klinik eingewiesen zu werden, wenn er suizidale Gedanken einräumt. Andere sprechen die Suizidalität vielleicht nicht an, weil sie denken, dass sie damit die Möglichkeit eines Suizids aus der eigenen Kontrolle geben. Sie wollen sich diese Option erhalten.

Grundsätzlich sind wir aber keine Detektive, sondern können nur Angebote machen. Im ersten Schritt hilft es meistens, Suizidalität zu normalisieren und zu vermitteln, dass es gute ambulante Möglichkeiten gibt, um mit suizidalem Erleben umzugehen, dass also nicht automatisch eine Einweisung in die Klinik nötig ist. Wir müssen das offenlegen. So können die Klienten und Klientinnen entscheiden, wie weit sie uns an ihrer Suizidalität teilhaben lassen wollen. Vielleicht müssen wir einem suizidalen Menschen auch mal sagen, dass ihm die Möglichkeit eines Suizids nie genommen werden kann, denn wenn sich jemand töten möchte, dann werden wir ihn nie dauerhaft davon abhalten können. Im Gespräch können wir also sehr bestimmt deutlich machen, dass wir durch unser therapeutisches Angebot den Menschen nichts wegnehmen werden – sie haben keine Option zu verlieren. Was wir verhindern können, ist, dass jemandem der Suizid wie ein Unfall passiert, wie es bei raptusartigen Handlungen ist.

Viele niedergelassene Therapeutinnen und Therapeuten befürchten, dass bei einem gewissen Druck zur Klinikeinweisung ihrerseits automatisch die Beziehung zu den Klientinnen und Klienten zerbricht, lässt sich das so allgemein sagen?
Nein, denn es gibt Klientinnen und Klienten, die später wiederkommen in die Therapie und sich dafür bedanken, dass jemand so entschieden gehandelt hat. »Ich stand damals völlig neben mir«, sagen die dann vielleicht. Unser Handeln kann da auch zu einem Beweis werden, dass wir uns wirklich kümmern und dass wir ganz ernsthaft besorgt sind.

Nun nehmen wir an, jemand kommt nach so einer Einweisung später wieder in die Therapie, ist aber völlig ärgerlich auf Sie – was machen Sie zuerst?
Ich freue mich, dass er wiederkommt, dass er lebt – und zeige das auch. Dann sage ich vielleicht: »Vermutlich müssen wir jetzt als Erstes unsere Beziehung klären.« Dass die Person wiederkommt, zeigt ja, dass zumindest eine Ambivalenz vorliegen muss. Wir sollten dann danach fragen, wie die Person selbst das im Rückblick erlebt hat, und sollten selbst auch noch mal erläutern, warum wir so gehandelt haben. Sofern die Therapie weitergeht, ist natürlich zu klären, wie beide zukünftig mit solchen Situationen umgehen wollen.

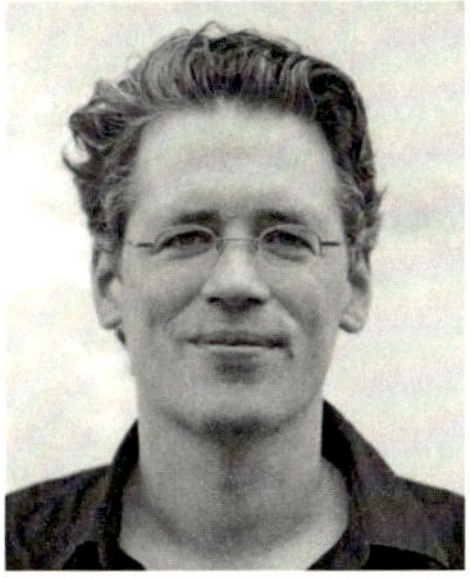

Tobias Teismann, PD Dr. phil., ist Psychologischer Psychotherapeut und Leiter des Zentrums für Psychotherapie an der Ruhr-Universität Bochum. Zusammen mit Thomas Forkmann und Heide Glaesmer hat er das Buch *Suizidales Erleben und Verhalten: Ein Handbuch* herausgegeben.

Schuld und Schuldgefühle

Mathias Hirsch: »Der ursprüngliche Täter hat häufig zahlreiche Nachfolger«

Schuldgefühle treiben viele Menschen um. Sie können hartnäckig sein. Manchmal sogar, ohne dass eine Schuld oder ein Schuldbewusstsein vorliegt. Was macht sie so mächtig?

Warum setzen sich Schuldgefühle eigentlich in uns so fest? Warum wirken sie oft jahrzehntelang in uns?
Wir haben Schuldgefühle, wenn wir über eine Grenze hinweggegangen sind, deren Einhaltung für das soziale Zusammenleben von uns erwartet wird. Das wissen wir und halten diese Regel auch grundsätzlich für sinnvoll und notwendig. Diese Schuldgefühle haben einen prospektiven Sinn, sie warnen eher, damit wir gar nicht erst tun, was uns und anderen schaden könnte. Haben wir sie trotzdem überschritten, und zwar oft ausgerechnet Menschen gegenüber, die uns lieb und wichtig sind, dann quält uns das, mal mehr, mal weniger. Das sind gesunde Schuldgefühle, die unser gemeinsames Leben regeln.

Nun gibt es aber auch pathologische Schuldgefühle. Die beruhen immer auf traumatischen Erlebnissen und negativen Beziehungserfahrungen. Hier spielt eine Komponente im Über-Ich eine Rolle, die es nicht gut mit uns meint und die unsere Ich-Funktionen einschränkt. Daraus resultiert ein erniedrigtes und mit Feindlichkeit sich selbst gegenüber durchsetztes Selbstbewusstsein. Diese Gefühle können sehr zäh sein und einen Menschen das gesamte Leben über begleiten.

Aber warum sind diese pathologischen Schuldgefühle so schwer bewältigbar?
Wie gesagt, wir haben diese Gefühle insbesondere jenen Menschen gegenüber, die in unserer Kindheit und Jugend sehr wichtig für uns waren. Sie sind also biografisch tief verwurzelt und resultieren aus höchst ambivalenten Bindungen, und zwar Personen gegenüber, denen man sich als Opfer

ausgeliefert gefühlt hat, die man aber auch oft lebensnotwendig gebraucht hat, Eltern zum Beispiel. Diese Gefühle setzen sich in unserem Über-Ich fest und es entsteht im Extremfall das, was wir ein »traumatisches Introjekt« nennen. Die Traumatherapeuten bezeichnen es als »Täterintrojekt«.

Pathologische Schuldgefühle in einem Menschen setzen also die Taten des Täters fort. Das macht den Täter so mächtig, und zwar sogar über dessen Tod hinaus.

In der Therapie geht es dann darum, das damit einhergehende mangelnde Selbstwertgefühl, das sich sogar in Suizidalität ausdrücken kann, zu bearbeiten. Diese Menschen fühlen sich auch als Erwachsene immer noch schlecht, so schlecht nämlich, wie der Täter sie damals gemacht oder behandelt hat. Da dieses Schuldgefühl aber eigentlich irrational ist, muss sich der Klient während der Therapie klarwerden darüber, wie die ursprüngliche Beziehungsrealität gewesen sein dürfte.

Hier liegt also ein Schuldgefühl vor, aber eigentlich gar keine Schuld.
Ja, diese beiden Begriffe muss man strikt trennen. Hat man jemandem real einen Schaden zugefügt, dann hat man Schuld auf sich geladen, die man oft auch wieder ausgleichen kann, sofern man die Schuld anerkennt, um Verzeihung bittet und damit eine Versöhnung möglich wird. Einem Schuldgefühl aber muss nicht zwingend eine tatsächliche Schuld bzw. ein Schuldbewusstsein zugrunde liegen. Dennoch identifiziert sich ein Mensch damit und meint von sich, er sei schlecht und schuldig. Er gibt der ursprünglichen Zuweisung durch den Täter – du bist selber schuld! – also auch noch recht. Die soziale Umgebung übrigens spürt die Bereitschaft dieser Menschen, solche Beziehungskonstellationen einzugehen und sich zu unterwerfen und nutzt das oft aus. Der ursprüngliche Täter hat deshalb häufig zahlreiche Nachfolger.

Das reicht so weit, dass Opfer etwa von sexuellem Missbrauch ein Schuldgefühl haben.
Das ist die Identifikation mit dem Aggressor, wie es Sándor Ferenczi genannt hat. Ein Kind, das Opfer des gewalttätigen Vaters wird, kann nicht denken, der Vater sei schlecht und schuldig und tue ihm etwas entsetzlich Böses an, denn dann würde das Kind den Vater »verlieren«, es braucht ihn aber dringend. Nun geschieht dem Kind zwar etwas Böses und es empfindet das auch als solches, um sich allerdings das gute Vaterbild zu erhalten, bezieht es das Böse auf sich. Wenn der gute Vater so etwas tut, dann

muss ich das Böse sein und daran schuld sein. Beim sexuellen Missbrauch denkt das Mädchen, es habe den Vater verführt. Der Täter bleibt dabei sehr mächtig, und ein mächtiger Mensch kann uns in anderen Situationen ja auch schützen. Wir glauben, ihn zu brauchen.

Die soziale Funktion besteht auch darin, den abgewerteten Menschen über die Schuldgefühle an sich zu binden, ihn in einer Abhängigkeit zu halten.
Ja, man macht ihn sich gefügig und der Täter selbst erlebt sich als sehr mächtig.

Man kann jederzeit die Schuldgefühle des anderen aktualisieren und hat ihn »im Griff«.
Zum Beispiel wenn die anderen Rücksicht nehmen müssen auf den Täter oder den Mächtigen. Derjenige, der vielleicht die ganze Familie terrorisiert, kehrt letztlich den Spieß um: Er ist eigentlich schwach, erwartet aber von allen anderen Rücksichtnahme und wird damit zu demjenigen, der alle kontrolliert, wird also in gewisser Weise mächtig.

Das funktioniert auch unter Erwachsenen häufig sehr gut, etwa als Ehedynamik.
Ja. Das hängt aber natürlich vom Partner ab. Wenn der aus seiner eigenen Geschichte schon präpariert dafür ist, schnell Schuldgefühle zu haben, weil er schon immer der »Schuldige« war und ein geringes Selbstwerterleben hat, dann nimmt er solche Zuweisungen leicht an. Diese Personen produzieren Schuldgefühle in sich selbst – und die andere Person braucht dann die eigene Problematik nicht mehr zu erkennen.

Ich erinnere mich an eine Klientin, deren Mann an Prostatakrebs erkrankt war. Er machte sie dafür verantwortlich, weil sie bereits über viele Jahre nicht mehr mit ihm geschlafen hatte, deshalb habe er Prostatakrebs bekommen, meinte er. Dieser Konflikt zwischen beiden wurde immer größer und führte schließlich dazu, dass die Frau eine Therapie begann. Es ging dann natürlich erst einmal darum, die Vorwürfe des Mannes auf seine objektive Sachlichkeit zu prüfen und der Klientin zu vermitteln, dass sie deshalb keine Schuldgefühle zu haben brauche. Natürlich beschäftigte sie das alles sehr. Ihr wurde aber bewusst, dass hier eine Grundstruktur ihrer Beziehung lag, dass ihr Mann nämlich öfter auf Schuldgefühle gesetzt hatte, um seine Frau dahin zu bringen, was er wollte und sich wünschte. Die Klientin führte schließlich sogar eine räumliche Trennung von ihrem Mann durch und entwickelte ein ganz neues Selbstwertgefühl und Selbstbewusstsein. Das war ein Prozess von über drei Jahren.

Bei vielen solcher Klienten muss die Therapie an einer Über-Ich-Entlastung arbeiten.

Selbst da, wo keine objektive Schuld vorliegt, kann das Schuldgefühl sehr mächtig sein. Für manche Klienten ist es gar nicht so einfach, die Versuche, ihnen eine Schuld zuzuschieben, von sich zu weisen. Macht es therapeutisch einen Unterschied aus, ob eine Schuld anerkannt wird oder nicht?

Wenn der Täter zu einer Schuldanerkennung in der Lage ist, sind erst einmal die realen Schuldverhältnisse geklärt und die Patientin kann von da aus an ihrem Anteil, an den Schuldgefühlen und dem fehlenden Selbstwertgefühl, arbeiten. Weist der Täter jede Schuld von sich, muss in der Therapie erst die (Beziehungs-)Realität geklärt werden. Dann wird nach und nach durchschaubar, dass die andere Person vorrangig Macht ausüben will oder das eigene ramponierte Selbstwertgefühl wieder aufpolieren möchte. Für den Klienten ist es also notwendig, die Beziehungsqualität zu durchschauen, und auch das, was auf beiden Seiten passiert, in einem größeren lebensgeschichtlichen Zusammenhang zu sehen. Es ist für den Klienten nötig, nach und nach ein neues Selbstbild aufzubauen. Daraus resultiert dann so etwas wie Ich-Stärke, wodurch sich solche ungleichen Beziehungen oft stark verändern.

Wenn nun auch nach einer langen Psychotherapie die Schuldgefühle beim Klienten immer noch stark durchdrücken und Sie sich als Therapeut hilflos erleben, was lässt sich dann immer noch tun?

Diese »pathologische Treue« gibt es ja auch bei anderen Themen, wenn also (innerlich) jemand an einer Person festhält, die es noch nie gut mit ihm gemeint hat. Bei einer guten Vertrauensbasis und einer tragfähigen Beziehung zwischen Klient und Therapeut, die sich inzwischen entwickelt hat, kann es wirkungsvoll sein, wenn der Therapeut mehr oder weniger aktiv in die Rolle des damaligen Bösewichts geht, sodass sich der Klient jetzt mittels seiner Übertragungen auf den Therapeuten zu wehren lernt, und zwar auch über den Weg, dass er mal emotional aggressiv reagieren darf auf den damaligen Täter im heutigen Therapeuten. Die erwachsenen Klienten und Klientinnen sind ja vom Therapeuten nicht so abhängig wie das Kind damals vom Täter, real schon gar nicht, auch wenn sie sich abhängig fühlen. Sie sind natürlich auch mit ganz anderen kognitiven Fähigkeiten ausgerüstet, als sie das Kind zur Verfügung hatte, sodass sie den Ursprung dessen, gegen was sie sich wehren, viel besser erkennen: Nicht ich bin schuld, sondern der Therapeut als Nachfolger des Täters in der Übertragung. Die freigesetzten Aggressionen, die eigentlich dem ursprünglichen Täter gelten, können sehr heftig werden.

Nach solchen Situationen kann man dann gemeinsam die familiären oder sonstigen sozialen Verhältnisse etwas zurechtrücken. Dieses realistische Empfinden in der Therapiesitzung bewirkt auch eine realistischere Sicht auf die beteiligten Personen und auf die eigenen aggressiven Emotionen. Eine Art Anfangsrebellion. Das sind Formen von Emanzipation und Selbstbehauptung. Plötzlich können diese Klientinnen und Klienten sich auch mal selbst an die erste Stelle setzen und müssen diese Stelle nicht immer den vermeintlich Mächtigeren überlassen.

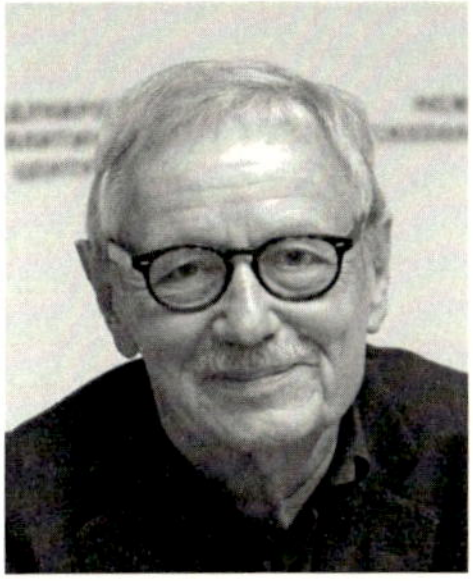

Mathias Hirsch, Dr. med., ist Arzt für Psychiatrie und psychotherapeutische Medizin und Psychoanalytiker sowie Gruppenanalytiker. Er ist Autor der Bücher *Schuld und Schuldgefühl* sowie *Schuldgefühl.*

Hans-Ludwig Kröber: »Mehr Gewalterfahrungen als die durchschnittlichen Inhaftierten«

Wie geht es Psychotherapeuten und insbesondere Psychotherapeutinnen, wenn sie vom Klienten erfahren, dass er schon einmal einen Menschen umgebracht hat? Und: Wie bedrohlich sind sie?

Herr Prof. Kröber, sind Mörder auch nur Menschen?
Was sollen sie sonst sein?

Es gibt Menschen, die aus einem Impuls heraus töten, wir bilden aber auch gezielt Menschen für das Töten aus. Mit wem haben Sie es vorrangig zu tun?
Wir in der Forensik haben mit Menschen zu tun, die in krimineller Weise willentlich und zielgerichtet andere Menschen umbringen. Wir müssen dabei Tötungsdelikte in einem proaktiven kriminellen Kontext unterscheiden von jenen Morden, die aus persönlichen, privaten Gründen geschehen und die oft etwas Reaktives haben, wenn beispielsweise Konflikte und Krisen zwischen Menschen eingetreten sind. Diese Personen glauben dann, dass mit einer Tötung ihr Problem gelöst sei. In Mitteleuropa überwiegen diese Tötungen bei Weitem, weltweit allerdings dominieren die kriminellen Morde.

Für das Morden zum eigenen Machterhalt gibt es sehr prominente politische Vorbilder.
Ja, aber das hat auf eine konkrete Tötung keinen großen Einfluss, denn das macht niemand aus Nachahmung. Die Selbstrechtfertigungen ergeben sich immer eher aus dem privaten Kontext und den damit verbundenen Konflikten. Bei Terrororganisationen und anderen Gruppierungen mag das anders sein.

Wir reden bei diesem Thema weit überwiegend von Männern, oder?
Bei 90 und mehr Prozent aller Fälle reden wir von Männern, ja.

Wie gründlich sollten Gewaltanamnesen durchgeführt werden, wenn Männer durch ein hohes Maß an Aggressivität auffallen?
Das ist sehr wichtig, denn diese Menschen haben bei Weitem mehr Gewalterfahrungen schon in der Kindheit erleben müssen als zum Beispiel die durchschnittlichen Inhaftierten in Gefängnissen. Gewaltsozialisation und starke emotionale Vernachlässigung in der frühen Kindheit sind Vorbedingungen, dass Menschen später Konflikte gewaltsam lösen. Auch das betrifft vorrangig Männer, weil das Rollenklischee des starken Mannes eben auch vorsieht, sich im Zweifelsfall mit Gewalt durchsetzen zu sollen. Bei Frauen ist das weniger gewaltsam, die vergiften vielleicht eher einen alten Menschen, um an die Erbschaft zu kommen.

In den niedergelassenen Praxen ist es zu Beginn einer Therapie nicht leicht, Personen mit einer hohen Gewaltbereitschaft zu erkennen.
Manche Klienten erzeugen bei uns schnell ein unheimliches, unangenehmes Gefühl, weil sie sehr angespannt wirken, körperlich unruhig sind, weil sie gereizt reagieren auf Interventionen oder weil sie sich schnell missverstanden oder kritisiert fühlen, dann sollten wir hellhörig werden. Nun kann man natürlich nicht einfach drauflosfragen, ob jemand schon mal im Gefängnis war, aber im Rahmen der Anamnese kann man durchaus die Frage stellen, ob jemand Erfahrungen mit der Polizei gemacht habe, ob er körperliche Auseinandersetzungen kenne, früher oft verprügelt worden sei oder so etwas. So kommen wir dann ins Gespräch über solche Erfahrungen und hören etwas von den Einstellungen zur Gewalttätigkeit, die jemand hat.

Aber auch bei denen, die vielleicht aus dem Gefängnis kommen, sollten wir nicht voraussetzen, dass die uns automatisch Schwierigkeiten machen würden, denn wenn die in eine Therapie kommen, brauchen die Hilfe wie jeder andere Mensch auch. Auch wer fünf Jahre im Knast war, bringt deshalb noch kein Motiv mit, uns gewalttätig zu begegnen. Diese Menschen wollen etwas von uns, nämlich Hilfe.

Eine Ausnahme von dieser Regel können Klienten sein, die akut psychotisch oder wahnhaft sind und den Therapeuten in die Verkennung der Situation einbeziehen. Gehört die Therapeutin plötzlich zu den Verfolgern, dann können diese Menschen auch aggressiv gegen Helfende werden. Wenn diese Klienten das Vertrauen zu uns verlieren, sollten wir nicht mehr allein mit ihnen arbeiten, sondern jemanden hinzuziehen. Trotzdem aber habe ich das sehr selten erlebt, vielmehr war ich oft überrascht, dass selbst in einem Wahn der Psychiater für einen Verbündeten gehalten wurde.

Stecken diese gewaltbereiten Menschen in einem inneren Kampf?
Mindestens gibt es eine innere Erregung, die der Betreffende nicht runterreguliert bekommt. Diese Menschen können nicht schlafen, können sich von ihren Gedanken nicht mehr distanzieren und sind ununterbrochen mit der Frage beschäftigt, wie sie sich aus ihrer Situation mit all den Konflikten hinausretten können. Damit können dann auch Gedanken eine Rolle spielen wie »Jetzt muss endlich was geschehen« oder »Ich muss jetzt mal auf den Tisch hauen«.

Therapeutisch sollte man sensibel bleiben dafür, ob jemand womöglich aktuell Drogen genommen hat, denn die könnten für eine Enthemmung sorgen. Diese Personen sollte man dann zum Verlassen der Praxis bewegen. Das ist aber insgesamt sehr selten, zumal eine psychotherapeutische Praxis eben nicht die Bahnhofsmission in einer Großstadt ist, dort häufen sich solche Fälle nämlich eher.

Welche Rolle spielen bei diesen Menschen Ängste?
Es handelt sich um durch kritische Lebensereignisse hervorgerufene Anspannungszustände, die als dissoziative oder maniforme Zustände bezeichnet werden können. Ängste spielen weniger eine Rolle. Diese Personen haben den Eindruck, dass sie ihre Lebenskrise nicht mehr in den Griff bekommen und sehen gar keine Lösung mehr und finden aus ihrer Perspektivlosigkeit nicht mehr hinaus. Dann, so finden sie, haben sie zum Beispiel das Recht, sich zu betrinken. Wer sich vom Unglück eingemauert fühlt, der hat das Gefühl, da mit aller Gewalt herauskommen zu müssen.

Was bewirkt denn dann ein therapeutisches Sprechen?
Oh, ich glaube, ganz viel. Bedrückende Erfahrungen zu teilen ist erst einmal eine Entlastung, das ist nicht anders als bei der Suizidalität, die wir ja auch ansprechen müssen. Ganz ähnlich müssen wir über eine drohende Gewaltanwendung reden. Wenn es gelingt, dass der Betreffende das schon mal äußert, dann entsteht bereits eine erste Entlastung. Anschließend muss es um die kleinen Schritte gehen, die zumindest den Weg hin zu Lösungen beginnen.

Könnte dieses Gespräch für die Klienten auch bedrohlich erscheinen?
Eigentlich nicht. Manchmal ist es mir als Psychiater schon passiert, dass ein psychotischer Patient Angst vor mir bekam. Ich hatte mal eine alte Dame als Patientin, die plötzlich weglief, weil sie behauptete, ich habe Gummi-

handschuhe angezogen, um sie zu erdrosseln. Es gab aber weit und breit nicht mal Gummihandschuhe. Da drückten sich Ängste aus.

Therapeutinnen und Therapeuten sollten sich dann so normal wie möglich verhalten und transparent agieren und kommunizieren. Helfende sollten als Helfende sichtbar bleiben.

Wie ermöglicht man denn einem so hoch angespannten Klienten den Rückzug, wenn er sich von der therapeutischen Situation überfordert fühlt?
Wir könnten Anknüpfen an den Wunsch der Patientinnen und Patienten, zur Ruhe zu kommen. Wir können sagen: »Wir können jetzt nicht alle ihre Probleme auf einmal lösen, aber was könnten wir denn tun, damit sie heute Nacht mal wieder durchschlafen?« Wer ein Medikament verschreiben kann, kann ein Schlafmittel verschreiben. Dann ist der Klient am anderen Tag vielleicht etwas schlapp, aber er hat mal wieder über Nacht etwas Ruhe gefunden. Vielleicht ist es auch mit einem langen Jogginglauf getan.

Wenn Therapeuten und Therapeutinnen das Gefühl bekommen, sie seien vielleicht doch bedroht, worauf sollten sie achten, was sollten sie tun?
Sollte eine konkrete Bedrohung ausgesprochen werden, dann sollte man die auf jeden Fall ernst nehmen und die möglichen Konsequenzen aufzeigen, zum Beispiel dass man Anzeige erstatten würde. Ich persönlich würde nicht so tun, als hätte ich die Drohung nicht gehört. Allerdings sind Überreaktionen unangemessen. Ohnmachtsgefühle können sich auch mal in wütenden Drohungen ausdrücken, als Teil von lautem Schimpfen, das muss noch keine reale Gefahr für die Helfenden sein. Bei aufbrausenden Reaktionen handelt es sich ja nicht schon um Merkmale mit einer Stabilität wie bei Persönlichkeitsstörungen. Auch ein früherer Mörder mit Bluthochdruck tut einem deshalb noch nichts.

Wer uns allerdings droht, wir hätten dieses und jenes für ihn zu tun, sonst … Dem sollten wir sehr klare Grenzen setzen und ihm auch klarmachen, dass dieses Unterfangen nicht zum Ziel führen wird.

Nehmen wir an, Sie haben einen Klienten vor sich, der eine sehr schwierige Kindheit hatte, tiefste Kränkungen erleben musste, eine Impulskontrollstörung mitbringt, und Sie kommen zu dem Eindruck, dass da therapeutisch nicht viel geht, schon gar nicht schnell, was tun Sie dann immer noch?
Ich sehe das gar nicht so hoffnungslos. Wenn ein solcher Mensch doch schon mal zu mir gekommen ist und sich Hilfe von mir wünscht, eine

Art Begleitung vielleicht, dann kann ich das Angebot machen, erst einmal seinen Kummer anzuhören und ihn zu verstehen versuchen. Ich würde mit ihm darüber reden, warum er so schnell kränkbar ist und welche Lebensbereiche das betrifft. Er ist ja vielleicht nicht immer und nur kränkbar. Bei mir darf er sich erst mal seine Sorgen von der Seele reden.

Dabei hätte ich die Hoffnung, dass ihm schon diese Termine guttun. Vielleicht denkt er: »Endlich ist da mal jemand, der mir zuhört und mich versteht.« Schon das ist für Menschen, die sehr einsam oder isoliert sind, eine ganz wichtige Erfahrung: Da ist jemand, der sich für mich interessiert, der mich wahrnimmt, der mich ernst nimmt, der zustimmt, dass meine Sorgen wirklich sehr groß und berechtigt sind und dass ich viel Unglück gehabt habe im Leben. Diese Erfahrung lässt ihn schon weniger verzweifeln und vielleicht darauf hoffen, zukünftig doch positiver durchs Leben zu kommen. Und wir müssen uns dafür interessieren, wie es mit diesem Menschen weitergeht.

Deshalb ist der Beruf als Psychotherapeutin oder Psychotherapeut so wichtig, und darin steckt doch auch das Lohnenswerte für uns, dass wir dafür bezahlt werden, jemanden regelmäßig zu treffen, um Gespräche zu führen, nach denen es ihm wieder besser geht.

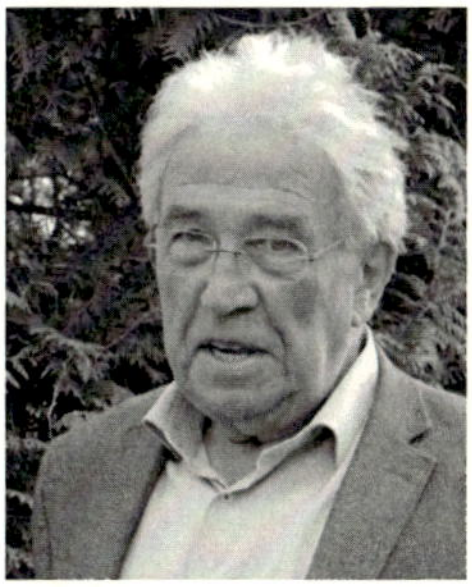

Hans-Ludwig Kröber, Prof. Dr. med., ist Facharzt für Psychiatrie und Psychotherapie mit Schwerpunkt Forensische Psychiatrie. Er war langjähriger Direktor des Instituts für Forensische Psychiatrie der Charité in Berlin und ist Mitherausgeber des *Handbuchs Forensische Psychiatrie*.

Hartmut Berger: »Was immer noch bleibt, ist Containment«

Egal, ob selbst gewählt oder zwangsweise, Menschen, die lange in gewalttätigen und sozial abgeschotteten Organisationen oder Institutionen gelebt haben, tragen psychische Wunden davon. Erfahrungen in IS-Terrorcamps, Konzentrationslagern oder Inhaftierungslagern – niemand übersteht das unbeschadet.

Herr Dr. Berger, wenn Menschen aus rigiden Organisationsstrukturen wie Terrorsystemen wieder herauskommen, welche Erfahrungen bringen diese Menschen mit in das soziale und gesellschaftliche Leben?
Im Zentrum steht fast immer das extreme Zugehörigkeitsgefühl, das diese Personen erlebt haben. Das Bedürfnis danach war ja meistens auch der Grund, warum sie sich in solche Strukturen begeben haben – ich rede jetzt mal nur von denen, die freiwillig eingetreten sind. Autoritäre Organisationen scheinen für solche Menschen zwei Vorteile zu haben: Sie selbst gehören dann zu einer übergeordneten Organisation, der sie einen hohen Wert geben. Denkt man beispielsweise an den IS, dann ist der ja durchaus auch von Staaten unterstützt worden, sodass er sehr mächtig und bedeutend wirkte.

Der zweite, eher unbewusste Vorteil ist, dass die Menschen die eigene Verantwortung abgeben konnten. Die Submission unter so ein rigide reguliertes System hat für sie eine deutlich entlastende Funktion. Sie tun sich schwer, die individuelle Verantwortung für ihr Leben selbst zu tragen. Bei so klaren ideologischen Vorgaben gibt man die dann ab.

Das heißt, und das muss man sehen, dass sich diese Personen sogar psychisch befreit gefühlt haben. Gleichzeitig gab es »als Belohnung« noch, dass man Teil einer so mächtigen Organisation war.

Entsteht da dann die Haltung »ich gegen den Rest der Welt«?

Nein, *wir* gegen den Rest der Welt. Der Vorteil besteht darin, das eigene Ich aufgeben zu können und es in einen höheren Kontext zu heben. Daraus resultiert dann eben auch, dass es die höchste Ehre ist, als Märtyrer zu sterben.

Nun sind die Mitglieder solcher Gruppen nicht ohne Konflikte untereinander – wie stabilisieren sich diese Gruppen intern?
Spricht man mit Rückkehrern, die hier inhaftiert worden sind, dann hört man, dass Konflikte eben auch strikt hierarchisch-strafend gelöst werden. Ein Gruppenführer trifft eine Anordnung, der gefolgt werden muss. Falls jemand nicht folgt, gibt es eine Bestrafung, und zwar bis hin zum Erschießen. Diese Art der Konfliktlösung ist es bei vielen auch, die sie schließlich wieder flüchten lässt aus diesen Organisationen. Sie haben ja hierzulande in den muslimischen Organisationen ein offenes Diskutieren erlebt und schätzen das durchaus. Damit ist es beim IS aber vorbei. Übrigens ist das bei al-Shabaab und al-Nusra nicht anders.

Wer dort hinkommt, wird erst einmal kaserniert, der Pass wird ihm abgenommen und anschließend wird er eine Zeit lang beobachtet. Ob man ihm trauen kann. Die ideologische Ausbildung kommt erst danach, wenn die örtlichen Milizen den Eindruck haben, dass diese Personen auch genügend gefestigt sind im Sinne der Folgsamkeit. Dieses Vorgehen haben viele, die sich freiwillig angeschlossen haben, schon als ersten Bruch erlebt.

Der IS war in vielem allerdings weniger wählerisch, denn die Organisation scheint die Haltung zu vertreten, dass es für sie auf jeden Fall gut ist, wenn sie aus dem Ausland verstärkt wird. Die Freiwilligen können Zuarbeiten übernehmen und dadurch die Kämpfenden unterstützen. Sie wurden dafür sogar relativ gut bezahlt. Der Zulauf allein galt schon als ein internationaler Erfolg für die Organisation.

Auch in solchen Organisationen existieren immer Fraktionen, die unterschiedliche Richtungen vertreten. Lässt sich das anschließend therapeutisch nutzen?
Ja, wir in Europa simplifizieren diese Strukturen immer. In der Tat lässt sich das nutzen. Mir erzählte ein Rückkehrer, dass in seinem Ort in Syrien drei unterschiedliche Milizen rivalisierten. Da können sich innerhalb weniger Tage völlig unterschiedliche Frontlagen entwickeln. Individuell ist das natürlich extrem belastend, weil man nie richtig weiß, wo der Feind steht.

Für neue Mitglieder aus Europa ist es eine bedeutsame Erfahrung, dass es auch in einer so rigiden Organisation schon wieder nicht nur eine Meinung gibt. Wenn man therapeutisch an diesen Punkt kommt, kann man gut damit arbeiten, dann ist man eben doch wieder bei bestimmten »westlichen« Werten. Die Menschen haben plötzlich begriffen, dass diese Ideologien eben nicht frei machen. Rückkehrer haben zum Beispiel auch massiv Korruption in den eigenen Reihen erlebt. Ich habe einen jungen Mann begutachtet, der sehr gut mit dem Autohandel auf türkischer Seite im Geschäft war und alle gängigen SUVs an die IS-Obersten in Syrien verkaufte, die offenbar wie die Made im Speck lebten.

Diese Widersprüchlichkeiten müssen ein Ansatz dafür sein, therapeutisch zu arbeiten und sich die Flucht in diese Strukturen und die damit verbundenen Wünsche genauer anzusehen.

Egal, ob sich jemand freiwillig in eine rigide Struktur begeben hat oder beispielsweise inhaftiert wurde, kommen diese Menschen zurück in eine feindliche Gesellschaft?

Zunächst einmal kommen die Menschen zurück in eine Gesellschaft, die ihnen viele Türen verschließt, sobald jemand diesen Teil seiner Biografie erzählen muss. Damit müssten wir uns viel stärker auseinandersetzen. Das Problem der Wiedereingliederung ist, dass gleichzeitig diese anderen, problematischen Strukturen mehr oder weniger verdeckt weiterhin zur Verfügung stehen, nämlich dann, wenn es für den Rückkehrer nicht weitergeht, wenn er eben doch keinen anderen Weg für sich sieht.

Wie gelingen die Umdeutungen, wenn für diese Menschen die Gesellschaft weiterhin feindlich bleibt?

Ja, das ist fast die Quadratur des Kreises. Man wird die Überzeugungsarbeit leisten müssen, dass eine offene Gesellschaft doch viele Vorteile bietet. Bei manchen Menschen stoßen wir auch auf eher krude Vorstellungen, bei denen zwei Seiten völlig unverbunden nebeneinanderstehen. In einem der Gespräche sagt ein aus Eritrea stammender und hier aufgewachsener junger Mann, ja, er wolle schon gerne hier leben, aber die Scharia finde er trotzdem gut.

Wir müssen die Menschen danach fragen, was ihre Lebensbedingungen zuvor und was die reizvollen Punkte waren, warum sie sich auf solche Ideologien eingelassen haben. Wir stoßen da oft auf nicht sonderlich glückliche Kindheiten, die zu Verunsicherungen und zu den entsprechenden Selbstwertproblematiken geführt haben. Bei manchen hat sich dann Drogenkonsum angeschlossen. An diese Punkte müssen wir zurückgehen und diese Konflikte bearbeiten.

Wie sieht es nun mit der Isolation in Straflagern aus? Wer zerbricht darin und wer überlebt?
Ja, wir wissen, seitdem sich Aaron Antonovsky damit beschäftigt hat, dass tatsächlich eben nicht alle Menschen an diesen Inhaftierungen zerbrechen. So kam es dann auch zum Begriff der Resilienz. Man braucht offenbar eine Widerständigkeit, die man früh gelernt hat. Drei Faktoren scheinen besonders hilfreich: Erstens muss jemand verstehen, warum er in eine solche Situation gekommen ist. Zweitens muss man Strategien entwickeln, wie man konstruktiv mit der Inhaftierung umgeht. Drittens gilt, dass man dem Ganzen eine Art Sinn zuschreiben kann. So schrecklich die Inhaftierung auch ist, für etwas ist sie gut, indem ich beispielsweise etwas dagegen tun kann. Wenn man diese drei Punkte therapeutisch gut zu nutzen weiß, dann lernen die Menschen, dieses Erleben zu verarbeiten, ohne dass sie daran zugrunde gehen.

Schon ein aktiver Widerstand während solcher Inhaftierungen umfasst diese drei Punkte. Wer sich dabei politisiert und beispielsweise Kassiber nach außen befördert, mit denen die eigene Lebenssituation für die Menschen draußen sichtbar gemacht werden, der kann aktiv etwas tun und erzeugt für sich damit Sinn. Man kann das bei Menschen, die wie Semyon Gluzman ihre Überlebensstrategien in sowjetischen Straflagern beschrieben haben, sehr gut nachvollziehen.

Nun kommen solche Menschen zurück in die Gesellschaft – sie bleiben oft widerständig und sperrig.
Sie bleiben widerständig. Man sieht das historisch auch an den Überlebenden des Holocaust und sogar an den Nachfahren. Diese psychischen Narben merkt man ihnen auf Dauer an. Natürlich geht man aus Inhaftierungen nicht unbeschadet hervor. Das bleiben Menschen, die sich zumindest in Teilen immer außerhalb einer Gesellschaft wahrnehmen. Sie bleiben in einer kritischen Distanz. Da ist das Urvertrauen verloren, wenn man es mal so nennen will. Das hat allerdings eben auch eine Schutzfunktion, die wir in der therapeutischen Arbeit sehen müssen: Geben diese Personen die Distanz auf, erleben sie das schnell als Verlust eines Schutzes.

Wenn nun jemand aus einer großen Distanz gar nicht mehr herausfindet und es ihm extrem schwerfällt, Lebenszufriedenheit zu erreichen, was tun Sie dann?
Wichtig scheint mir therapeutisch, diesen Menschen dabei zu helfen, dass sie mit hilfreichen und wohlwollenden anderen Menschen zusammenkom-

men. Das ist oft extrem schwer. Und es reicht auch nicht, dass der Therapeut die einzige vertrauensvolle Beziehung darstellt.

Und wenn Sie nun mit so einem Menschen so gar nicht weiterkommen?
Das, was immer noch bleibt, ist Containment, also weiterhin Unterstützung anzubieten, damit die Menschen wissen, dass zumindest der Therapeut oder die Therapeutin zur Verfügung steht, wann immer es sein muss. Sie sollten sicher sein, dass sie in einer Institution oder auch bei Niedergelassenen einen zuverlässigen Ansprechpartner finden, und zwar auch auf lange Sicht. Wir sollten therapeutisch eine Partnerschaft anbieten können, vielleicht sogar so etwas wie Beistand.

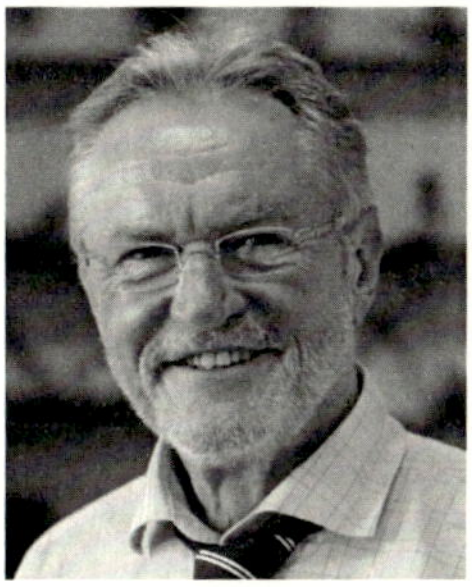

Hartmut Berger, Prof. Dr., ist Psychiater, niedergelassener Psychotherapeut und forensisch-psychiatrischer Sachverständiger. Zudem ist er der deutsche Herausgeber des Buches *Angst und Freiheit* des ukrainischen Psychiaters Semyon Gluzman über den sowjetischen Gulag.

Georg Milzner: »Ein Gefühl dafür, dass es noch etwas Anderes in der Welt gibt«

Religiöse Weltbilder werden von vielen Klienten in Psychotherapien eher nicht offen ausgedrückt, gleichwohl spielen sie im Hintergrund eine große Rolle. Therapeutisch geht es dabei um ein Vortasten auf unsicheres Terrain jenseits von Wahrheiten.

Herr Milzner, wie oft kommt es vor, dass Sie Sein oder Nichtsein eines Gottes in den Sitzungen verhandeln müssen?
Das ist nicht so ganz selten. Allerdings geht es meist weniger um ein Verhandeln der Existenz Gottes. Vielmehr ergibt sich die Frage nach dem spirituellen Hintergrund oft aus anderen Zusammenhängen. Jemand hat Angst vor dem Tod und hätte gerne mehr Zuversicht, dass es nach dem Erdenleben irgendwie weitergeht. Eine kirchlich geschlossene Ehe wird geschieden und in der nachfolgenden Depression wird eine Schuldthematik ersichtlich. Ein junger Mann, an Krebs erkrankt, verliert in der Folge auch seinen Glauben – warum eigentlich? Fühlte er sich zuvor durch seine Religiosität womöglich zu sicher? Oder auch: Jemand hat das Gefühl, bei wesentlichen Entscheidungen von etwas geleitet zu werden, was er aber nicht näher bestimmen kann. Kann er dem trauen oder ist das purer Unsinn?

Um in Glaubensfragen mehr Zuversicht zu bekommen, werden oft auch die Therapeuten gefragt, ob sie an einen Gott glauben. Wie reagieren Sie?
Entspannt. Meist möchte ich erst mal wissen, warum das für den Klienten wichtig ist. Gute oder schlechte Therapeuten gibt es ja bei spirituellen Menschen ebenso wie bei Agnostikern. Meist aber geht es bei dieser Frage um etwas anderes, nämlich um die Authentizität des Therapeuten. Da ist es dann auch wichtig, authentisch zu antworten, was in meinem Fall hieße: Ja, ich empfinde so etwas wie eine spirituelle Präsenz.

An einen Gott zu glauben hat ja in der Daseinsbewältigung durchaus einen Vorteil.
Ja, nämlich den, dass man einen ständigen Bezugspunkt hat. Menschliche Beziehungen können wegbrechen, Werte können massiv infrage geraten, aber dieser religiöse Bezugspunkt bleibt erhalten. Das kann sehr entlastend sein, aber die evolutionspsychologische Sichtweise, nach der der Bezug zu einem Gott Überlebensvorteile bietet, möchte ich dennoch nicht unwidersprochen lassen. Uns begegnen in der Praxis ja auch die religiösen Wahnbildungen und, weit häufiger noch, die Auswirkungen religiöser Systeme, in denen schlimmes Leid als Folge früherer Verfehlungen gedeutet wird, finanzieller Misserfolg als Folge von Sünde und Ähnliches mehr.

Nun bleibt bloßes Glauben oft doch unbefriedigend, man möchte eine höhere Gewissheit, dass es »wirklich« einen Gott gibt.
Carl Gustav Jung hielt vom Glauben nicht sehr viel, und ich stimme ihm darin zu. Die Einforderung von Glauben macht aus autonomen Menschen eine lenkbare Herde. Besser ist es, sich spirituellen Erfahrungen zu öffnen. Neue Studien weisen nach, dass Kinder bereits spirituelle Erlebnisse haben, die aber oftmals nicht erkannt werden. Diese Erfahrungen sind nicht mit dem zu verwechseln, was organisierte Religionen lehren, eher könnte man sie als eine Art spiritueller Basis bezeichnen.

Beginnt man mit Klientinnen und Klienten, diese frühen Erlebnisformen zu erkunden, hat das oft erstaunliche Effekte. Ich erzähle selbst in Workshops gelegentlich von einem Traum, in dem ich als Kind durch ein Loch unter einem Baum in eine andere, höchst befremdliche Welt eintauchte. Ich hatte von der »Anderswelt« der Kelten zu diesem Zeitpunkt noch nie etwas gehört, muss etwa vier Jahre alt gewesen sein. Als ich später als Erwachsener dann von dieser »Anderswelt« las, da sagte etwas in mir: Das kenne ich schon …

Wer nicht wie ich den Weg über Trance und Traum bevorzugt, kann von jenen Techniken profitieren, die Religionen selbst hervorgebracht haben. Beispielsweise kann man Formen der Kontemplation oder Meditation erlernen. Wer dabei die Erfahrung macht, sich von irgendetwas getragen zu fühlen, oder wer eine Art höherer Andacht erlebt, für den ist das subjektiv oft sehr viel hilfreicher als ein naiver Glaube. Es ist ja im Übrigen auch immer schon ein Zeichen für etwas, wenn Menschen mit religiös eingefärbten Themen zu uns kommen und eben nicht zu einem Guru oder einem kirchlichen Seelsorger gehen.

Wenn Menschen an eine metaphysische Sinngebung glauben, entsteht zuweilen das Phänomen, dass Verantwortung an eine höhere, nicht durchschaubare Instanz abgegeben wird, statt selbst die Verantwortung für das eigene Handeln zu übernehmen.

Ja, das passiert gerade bei problematischen Handlungen leicht. Die sind dann Gottes Wille gewesen oder es hat zum Beispiel ein Dämon in mir gewütet. Das führt bei manchen Menschen tatsächlich dazu, dass sie Verantwortung für das Getane ablehnen. Insbesondere bei Handlungen, die völlig dem eigenen Wertgefühl widersprechen, wird auf diese Weise kognitive Dissonanz reduziert.

Therapeutisch können wir darauf erlebnisorientiert reagieren, indem wir fragen, was denn genau im Klienten vorging, als er tat, was er tat. Fühlte er sich noch als er selbst? Und welches Gottesbild leitete ihn da? Gott wird ja selten so konstruiert, dass er uns fortwährend manipuliert, sondern die Lehren besagen eher, dass er uns vor Aufgaben stellt, die wir lösen müssen. Um diese Aufgabe zu lösen, sind wir Individuen es, die die Entscheidungen treffen. Mit dieser Wendung bringen wir dann wieder die persönliche Verantwortung des Klienten ins Spiel zurück.

Es gibt aber auch das Phänomen, dass spirituelle Menschen auf der Suche nach einer Art von Bestimmung sind. Sie wählen sich dann nicht ihren Lebensweg aus, sondern versuchen zu ergründen, was das Göttliche von ihnen möchte. So etwas folgt einer mystischen Tradition und widersetzt sich der klinischen Zuordnung. Was jedoch dabei entstehen kann, ist Verwirrung, etwa wenn Menschen auf unterschiedliche Stimmen in sich lauschen. Ich rege dann an, mit diesen inneren Stimmen in Kontakt zu kommen, genau auf die Stimmlage zu hören und eventuell auch eine Stimme, die den Klienten zu etwas bringen will, zu fragen, ob sie auf seiner Seite steht oder nicht. Dabei kommt häufig heraus, dass diese Menschen die für sie gefährlichen Stimmen durchaus identifizieren können.

Gerade religiöse Menschen nehmen oft ja nicht nur eine einzige »Kraft« in sich und der Welt wahr, sondern mehrere. So ist der Widersacher von Gott als Verführer zum Bösen in den monotheistischen Religionen präsent, und es kann sich lohnen, zu ergründen, was der Klient oder die Klientin denn als böse erlebt. In den neu erstarkenden Religionen der alten Gottheiten dagegen gibt es nicht das eine nur Gute und das andere nur Böse, sondern Geister und Gottheiten repräsentieren vielfältige Strömungen.

Es geht also wieder um eine Differenzierung. Überhaupt würde ich sagen, dass es bei religiösen oder spirituellen Menschen immer darum geht, eine innere Balance herzustellen. Diese Ausbalancierung hilft ihnen in Krisen, um genauer herauszufinden, wohin sie gehören und wie sie mehr Wohlbefinden und seelische Gesundheit erreichen können.

Insbesondere ein strafender und rigider Gott kann zu massiven Schuldgefühlen und Selbstabwertungen führen – wie dem begegnen? Dahinter stecken ja oft sehr robuste Denkmuster.
Denkmuster, genau. Aber diese Denkmuster sind an eine bestimmte Bewusstseinslage geknüpft. Arbeitet man dann mit Bewusstseinstechnologien wie Trancen, meditativen Techniken oder auch nur mit Atemübungen, dann kann man diesen rigiden Zustand, der ja viele Gemeinsamkeiten mit zwanghaften Mustern aufweist, immer wieder partiell auflösen, weil wir in Trancen oder in meditativer Versenkung eben kaum denken. Zwanghafte und depressive Muster finden ja genauso wie Selbstentwertungen oder das Wiederholen von Versündigungsgedanken auf der Denkebene statt. Verlässt man diese Ebene und führt die Menschen hin zu einem eigenen Spüren, hin zum Körper, hin zur Intuition, dann ist das alles schon nicht mehr so drängend.

Wie weit gehen Sie mit dem Einbezug religiöser Techniken in ihre Interventionen. Anders gefragt: Beten Sie auch mit den Klienten in Therapiesitzungen?
Was Sie »religiöse Techniken« nennen, sind eigentlich Werkzeuge der Bewusstseinstechnologie. Die hat man in früheren Jahrhunderten allerdings vor allem in religiösen und spirituellen Kontexten ausgebaut, und erst Ende des 19. Jahrhunderts begannen Psychologen, sich damit zu befassen. Ich habe die Formen der religiösen Erfahrung in meinem Buch *Religion und Gehirn* in acht Schaltkreisen systematisiert. Beten gehört dann dem »sprechend-dialogischen« Schaltkreis an, den der Patient nur in sich selbst aktivieren kann.

Also nein, ich bete selbst nicht mit Klienten. Mit einem solchen Wunsch war ich auch noch nicht konfrontiert. Allerdings frage ich schon oft, was für ein Weltbild jemand hat, ob er Riten kennt, kleine spirituell aufgeladene Gesten. Geht jemand, bevor er eine Prüfung absolviert, mal eben schnell in die Kirche? So etwas hat natürlich große therapeutische Relevanz, denn hinter den Riten wirken ins Unbewusste abgesunkene Sehnsüchte nach einem größeren Zusammenhang. Spricht man dies vorsichtig an, spürt man oft Scham bei Klientinnen und Klienten. Es ist, als sei dies jener Intimraum geworden, der einmal die Sexualität war. Dabei können wir, wenn wir behutsam vorgehen, etwas über die Person herausfinden und über ihr Ressourcenpotenzial. Damit bewegen wir uns auf hilfreiche Art weg vom Krankheitsbild und von der Diagnose.

Gibt es denn etwas, was verunsicherte und psychisch erkrankte Klientinnen und Klienten von religiösen Menschen lernen könnten?
In mancher Hinsicht ja. Spirituelle und religiöse Menschen sind weniger hedonistisch als die immer am Konsumierbaren orientierten Idealbilder unserer heutigen Welt. Und hedonistische Menschen leiden tendenziell mehr, weil ihnen der geistige Überbau fehlt. Wir wissen aus Studien, dass schon Kinder glücklicher sind, wenn sie eine spirituelle Orientierung haben. Es ist darin aber auch gezeigt worden, dass diese Zufriedenheit kippt, wenn es sich um religiöse Erziehung mit einer rigiden Auslegung handelt. Die scheint dem Lebensgefühl des Kindes eher zu schaden. Es braucht eine offene Spiritualität, offenes Fragen muss möglich sein. Vielleicht lässt sich im Kind ein Gefühl dafür wecken, dass es noch etwas Anderes in der Welt gibt. Oder jemand spürt, vor einem alten Baum stehend, dass auch in dem ein Leben steckt und sich uns seine Präsenz irgendwie mitteilt. Das hat alles nichts mit einer geordneten oder sogar organisierten Spiritualität zu tun, sondern mit einer, die anerkennt, dass etwas in der Welt auf uns wirkt. Und wir in ihr zu keinem Zeitpunkt gänzlich allein sind.

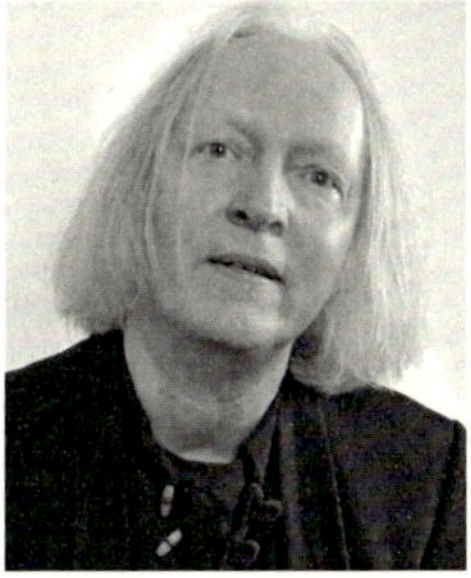

Georg Milzner ist Diplom-Psychologe, Psychologischer Psychotherapeut und Bewusstseinsforscher, außerdem wissenschaftlicher Projektleiter am Institut für Hypnotherapie in Düsseldorf. Von ihm stammen die Bücher *Religion und Gehirn* sowie *Die Renaturierung der Kindheit*.

Zum Schluss

Bernhard Strauß: »Das Mehrperspektivische wird sich durchsetzen«

Nicht zuletzt durch die Zulassung der systemischen Psychotherapie als Richtlinienverfahren erweitern sich die Interventionsmöglichkeiten. Überhaupt werden längst viele Interventionen nicht mehr streng schulenspezifisch genutzt.

Herr Prof. Strauß, hin und wieder flammen sie noch mal auf, die Grabenkämpfe zwischen den einzelnen Therapieschulen – bildet das noch die psychotherapeutische Praxis ab?
Nur partiell. Das Denken in Schulen oder Verfahren ist zwar insbesondere im wissenschaftlichen Diskurs noch vorhanden, schon lange aber gibt es Befunde dazu, dass sich praktizierende Therapeuten und Therapeutinnen während ihrer Berufsausübung nach und nach davon lösen. Unsere Striktheit liegt ja auch daran, dass wir in Deutschland das System der Richtlinientherapien und der schulenspezifischen Weiterbildungsordnungen haben. In vielen anderen Ländern gibt es das in dieser Form gar nicht.

In der Praxis aber integrieren Therapeutinnen und Therapeuten Dinge aus ganz unterschiedlichen Verfahren. Das spiegelt übrigens auch wider, dass sie sich sehr selektiv weiterbilden. Sie suchen sich in Weiterbildungen Methoden zusammen, von denen sie den Eindruck haben, dass sie ihnen in ihrer Arbeit weiterhelfen.

Nun mag es die »reine« Praxis kaum noch geben, aber ein reiner Eklektizismus ist natürlich auch nicht ratsam.
Ja, das wäre ein großes Missverständnis. Wer sich wahllos aus einem unzusammenhängenden Baukastensystem mal dies, mal jenes heraussucht, arbeitet wenig zielführend. Unter »Psychotherapieintegration« versteht man eher, dass man sich darüber verständigt, jenseits der verfahrensspezifischen Elemente nach dem zu suchen, was übergeordnet als »Verände-

rungsprinzipien« bezeichnet werden kann. Das ist eine andere Art der therapeutischen Integration, nämlich auf der Basis von Praxiserfahrung und Therapieforschung. Würde das stärker konzeptualisiert, wäre es das Gegenteil von Eklektizismus.

Sie betonen die individuelle Passung für den Therapeuten selbst, da schwingt schnell ein höheres Maß an Subjektivismus mit.
Ja, die individuelle Arbeitsweise muss natürlich immer nach der Maßgabe geschehen, dass es sich um wissenschaftlich Fundiertes handelt. Egal, was jemand in sein eigenes Arbeiten integriert, er sollte darauf schauen, ob es sich um ein nachweislich wirksames Prinzip handelt. Esoterische Praktiken sind keine Psychotherapie. Aber es bleibt wichtig, dass sich Therapeuten ihre eigene »integrierte Theorie« schaffen, mit der sie sich identifizieren und mit der sie authentisch arbeiten können. Die Person des Therapeuten bzw. der Therapeutin muss mit ihrer Vorgehensweise im Reinen sein. Deshalb sollte man sich nie ausschließlich an wissenschaftlichen Befunden orientieren, zumal diese oftmals noch keineswegs eindeutig sind. Die Arbeitsweise muss zur Persönlichkeit und zur individuellen Haltung passen. Gleichzeitig sollten Therapeuten und Therapeutinnen so damit umgehen, dass sie sich an ganz verschiedene Patienten anpassen können bzw. jene, bei denen sie nicht so viel bewirken können, weil die etwas anderes brauchen als beispielsweise tiefsinniges Reflektieren, auch mal an geeignetere Kollegen weiterverweisen.

Innerhalb der Richtlinienverfahren ist nun die systemische Psychotherapie hinzugekommen, eine Richtung, die auch mal heftig abgelehnt worden ist – wie wirkt sich das nun aus?
Dass diese Kolleginnen und Kollegen dazukommen, reflektiert natürlich erst einmal, dass die Evidenz der Wirksamkeit dieses Therapieverfahrens erbracht ist. Da waren sich der Gemeinsame Bundesausschuss und der Wissenschaftliche Beirat einig. Vor zwanzig, dreißig Jahren war das schlicht noch nicht so eindeutig belegbar.

Es kommt aber eine praktische Komponente hinzu: Die systemische Denkart und Herangehensweise hat bei vielen Psychotherapeuten längst Eingang in deren Arbeiten gefunden. Da ist sowohl die Multi-Personen-Perspektive als auch bestimmte Techniken, zum Beispiel solche, die auf Mehrgenerationalität fokussieren, die heute längst auch außerhalb des systemischen Feldes im engeren Sinn angewandt werden. Durch diese schleichende und ganz praktische Integration hat die systemische Therapie so etwas wie »Salonfähigkeit« erreicht.

Vieles, was in der Systemik entwickelt wurde, ist einfach sehr hilfreich und innovativ. Damit ist sie zur Bereicherung geworden, und die Patientinnen und Patienten bekommen eine größere Wahlmöglichkeit.

Ein klassischer Vorwurf war immer, mit ihrem Rückgriff auf die allgemeine Systemtheorie kenne die systemische Therapie ja nicht einmal ein »Subjekt«, sondern löse das Individuum in ein Funktionsbündel auf.
Das ist eher ein Wissenschaftsproblem, in der therapeutischen Praxis hingegen gibt es selbstverständlich ein Subjekt, nämlich jenes, das Hilfe sucht und vor dem Therapeuten sitzt. Und so wird der Patient auch wahrgenommen. Darüber hinaus aber wird in der systemischen Therapie immer die Perspektive berücksichtigt, dass das Subjekt eben auch in seinem System begriffen werden muss, und zwar nicht nur im engeren System der Familie, sondern auch im Arbeitskontext oder sogar als Mitglied einer Gesellschaft. Das hat der Psychotherapie bisher auch tatsächlich gefehlt. Es gab immer mal den Vorwurf an die Psychotherapie, sie sei allzu »gesellschaftsvergessen«. Wenn das die systemische Therapie wieder stärker in den Blick rückt und dennoch den Hilfesuchenden als Subjekt begreift, dann halte ich das für eine sehr nützliche Entwicklung.

Was ändert sich denn strukturell-organisatorisch?
Auf der Versorgungsebene steigen die schon angesprochene Wahlmöglichkeit für die Patientinnen und Patienten und damit die Indikationsmöglichkeiten. Die systemischen Therapeuten gibt es ja schon länger, aber jetzt eben auch kassenfinanziert. Das wird eine Pluralisierung mit sich bringen. Im Studiengang Psychotherapie hat der Gesetzgeber gefordert, dass darin die Breite der therapeutischen Verfahren vermittelt werden muss. Das wird einen sehr großen Unterschied zum bisherigen System ausmachen, auch wenn es in den psychologischen Instituten sicherlich auch weiterhin eine Fokussierung auf jeweils ein Verfahren geben wird, sodass es bei einer Vorbahnung der Absolventen bleibt.

Werden sich auch auf der Ebene der Interventionen Veränderungen ergeben? Werden eher systemische Interventionen auch in den anderen Verfahren zunehmen?

Ich vermute das. Aber auch das ist nicht wirklich neu, weil eben viele Therapeuten schon systemische Instrumente in ihre therapeutische Praxis integriert hatten. Das wird vermutlich noch mal zunehmen. Die einzelnen Verfahren sind für die Identifikation von Therapeuten und für deren theoretische Kohärenz während des Arbeitens wichtig, aber sie müssen bereit bleiben, sich zu öffnen, jetzt eben auch für den systemischen Blick. Das Mehrperspektivische in der therapeutischen Arbeit wird sich stärker durchsetzen, vermute ich, sodass viel stärker als bisher mehrere Personen zum Therapiegespräch eingeladen werden. Das hat in der Kultur des Intervenierens durchaus Platz.

Ein Therapeut muss entscheiden, welche Veränderungskonzeption für ihn selbst kohärent ist und wie er neue Erkenntnisse darin integriert. Nehmen wir nur mal die Gruppentherapie, bei der sich auch irgendwann gezeigt hat, dass es sehr wirkungsvoll sein kann, mal eine Aufstellung zu machen. Sie kann einen wichtigen Impuls in einer Gruppendynamik auslösen und verinnerlichte Strukturen sichtbar machen.

Übrigens ist die stationäre Therapie schon länger ein Gemisch der unterschiedlichen Verfahren, da kommen dann ja auch noch alle extraverbalen Angebote wie Kunst- oder Tanztherapie hinzu. Besonders Techniken, die nicht allein auf Sprache und kognitive Einsichten hin zur Veränderung setzen, werden vielleicht auch im ambulanten Setting künftig relevanter.

Gehört die Technik des zirkulären Fragens dazu?

Ja, ganz sicher, wobei man abermals sehen muss, dass auch das nicht völlig neu ist, denn viele Therapeuten arbeiten längst damit. Wenn wir uns nur mal ansehen, wie sich die Verhaltenstherapie weiterentwickelt hat, dann sieht man auch bei ihr, wie stark sie sogar spirituelle Elemente bereit war aufzunehmen oder sich auch aktiv umgesehen hat nach positiv dienlichen Herangehensweisen. Das ist doch völlig legitim. Manchmal sollte man nur ehrlicher zugeben, woher man es hat, statt so zu tun, als stamme es von einem selbst.

Wo wird die Psychotherapie in zehn bis zwanzig Jahren stehen?

Mit den neuen Aus- und Weiterbildungsordnungen werden wir die Psychotherapie insgesamt noch mal auf solidere und noch mehr wissenschaftlich fundierte Beine stellen. In Zukunft sollte es uns gelingen, weniger selektiv zu arbeiten. Der Zugang zu Psychotherapie sollte künftig viel leichter werden für Menschen mit schwächerer Bildung und aus sozial stark benachteiligten sozialen Milieus. Auch diese Menschen könnten von Psychotherapie profitieren, wenn wir flexibler wären. Beispielsweise für Kinder und Jugendliche stelle ich mir mehr aufsuchende Psychotherapie vor. In der psychiatrischen Behandlung wird das schon häufiger mal gemacht.

Ich würde prognostizieren, dass in zwanzig Jahren die Schulen zwar noch existieren, dass die Grenzen zwischen ihnen aber sehr viel durchlässiger sein werden. Dann würden wir uns stärker darauf verständigen, was den eigentlichen Kern der psychotherapeutischen Leistung und was unser Veränderungswissen eigentlich ausmacht. Dann werden wir uns auch weniger an den Unterschieden abarbeiten, sondern Gemeinsamkeiten betonen und vielleicht dazu kommen, dass Psychotherapien noch viel individualisierter geplant und durchgeführt werden können. Nicht zuletzt durch neue Forschungszugänge in der Psychotherapie (etwa dem maschinen-basierten Lernen anhand von großen Datensätzen) ist es nicht unwahrscheinlich, Indikationsentscheidungen künftig sehr viel differenzierter zu treffen.

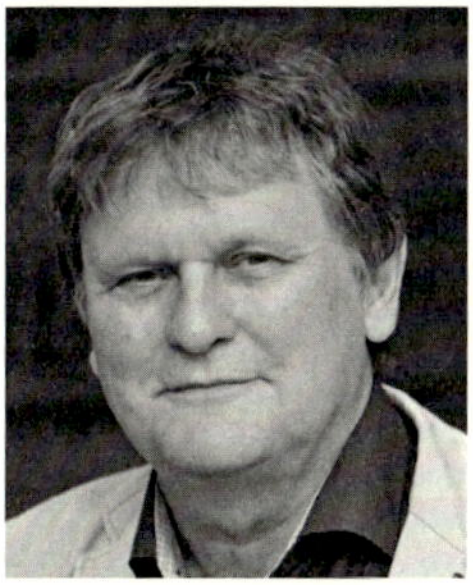

Bernhard Strauß, Prof. Dr. phil. habil., ist Psychoanalytiker und Psychologischer Psychotherapeut mit Gruppentherapie als einem Schwerpunkt. Er ist Direktor des Instituts für Psychosoziale Medizin, Psychotherapie und Psychoonkologie der Universitätsklinik Jena. Als langjähriges Mitglied des Wissenschaftlichen Beirats Psychotherapie der Bundesärzte- und der Bundespsychotherapeutenkammer steht er diesem Gremium gemeinsam mit Gereon Heuft seit 2019 vor. Jüngste Veröffentlichungen sind *Psychotherapie – Ein kompetenzorientiertes Lehrbuch* (mit Elisabeth Schramm und Winfried Rief) sowie *Gruppenpsychotherapie – Grundlagen und integrative Konzepte.*

Veröffentlichungshinweise

Die hier veröffentlichten Interviews erschienen, leicht verändert und gekürzt, im *Ärzteblatt für Psychologische Psychotherapeuten und Kinder- und Jugendlichenpsychotherapeuten*. In der Reihenfolge ihres Abdrucks:

Schigl: Heft 3 (2021), S. 117f.; Boothe: Heft 4 (2022), S. 170f.; Knuf: Heft 5 (2020), S. 216f.; Schwarz: Heft 2 (2022), S. 71f.; Jacob: Heft 9 (2021), S. 407f.; Schmidt-Hoffmann: Heft 10 (2021), S. 458f.; Klosinski: Heft 11 (2022), S. 505f.; Gahleitner: Heft 3 (2020), S. 121f.; Weinmann: Heft 3 (2019), S. 118f.; Obert: Heft 8 (2019), S. 360f.; Voigtel: Heft 8 (2020), S. 358f.; Lammers: Heft 2 (2021), S. 74f.; Schultz-Venrath: Heft 8 (2021), S. 360f.; Storck: Heft 12 (2021), S. 559f.; Wöller: Heft 10 (2020), S. 455f.; Rahn: Heft 11 (2019), S. 508f.; Teismann: Heft 6 (2022), S. 274f.; Hirsch: Heft 6 (2020), S. 264f.; Kröber: Heft 7 (2022), S. 308; Berger: Heft 11 (2020), S. 506f.; Milzner: Heft 2 (2020), S. 68f.; Strauß: Heft 4 (2021), S. 174f.

Roland Voigtel

Sucht

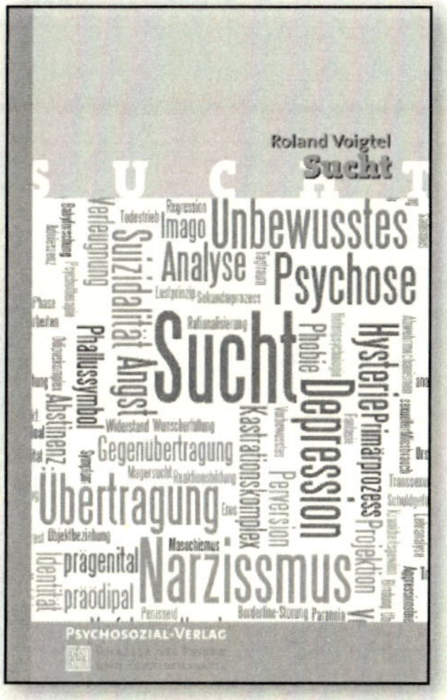

2015 · 144 Seiten · Broschur
ISBN 978-3-8379-2306-3
4. Auflage 2021

»Der Süchtige wird in der Sucht niemals finden, was er sucht.«
Helga Schäferling, deutsche Sozialpädagogin

Wie unterscheidet sich der krankhafte Gebrauch von Suchtmitteln wie Zigaretten, Alkohol und Glücksspielen vom sozial verträglichen Konsum? Wie kann Betroffenen geholfen werden? Was sind die intrapsychischen Motive von Suchtkranken? Während Freud die Sucht als eine unreife perverse Lust begreift, hat sich bei seinen Nachfolgern die Position durchgesetzt, dass die Sucht zur Abwehr eines früh in der Kindheit entstandenen Affekts dient. Die heutige Psychoanalyse kennt unterschiedliche Schweregrade der Sucht und verschiedene Funktionen des Suchtmittelgebrauchs wie die Verleugnung neurotischer Hemmungen, das Aufblähen eines geringen Selbstwerts, Beziehungsvermeidung oder gar die Vernichtung eines wertlosen Selbst.

Im vorliegenden Buch werden die wichtigsten Erklärungsmodelle dargestellt und anhand zahlreicher Fallbeispiele illustriert. Schließlich gibt der Autor Hinweise für die psychoanalytische Therapie mit Suchtkranken. Hier sollte die Übertragungssituation genutzt werden, um Affekt- und Beziehungsängste bewusst zu machen und sie durch kontrolliertes Erleben abzumildern. Ziel ist, das schwache Selbst des Patienten oder der Patientin so weit zu stärken, dass es immer weniger auf die süchtige Abwehr angewiesen ist.

Walltorstr. 10 · 35390 Gießen · Tel. 0641-969978-18 · Fax 0641-969978-19
bestellung@psychosozial-verlag.de · www.psychosozial-verlag.de